Victoria v. Lützau
Willkommen im Chaos - Das Leben wuppen als Mutter mit ADHS & Autismus

AF208636

Willkommen im Chaos - Das Leben wuppen als Mutter mit ADHS & Autismus

Victoria v. Lützau

Impressum

Bibliografische Information der Deutschen Nationalbibliothek:
Die Deutsche Nationalbibliothek verzeichnet diese Publikation
in der Deutschen Nationalbibliografie; detaillierte
bibliografische Daten sind im Internet über http://dnb.dnb.de
abrufbar.

Die automatisierte Analyse des Werkes, um daraus
Informationen insbesondere über Muster, Trends und
Korrelationen gemäß §44b UrhG („Text und Data Mining") zu
gewinnen, ist untersagt.

© 2025 Victoria v. Lützau
Korrektorat: Brigitte Kampehl

Verlag: BoD • Books on Demand GmbH, Überseering 33,
22297 Hamburg, bod@bod.de

Druck: Libri Plureos GmbH, Friedensallee 273, 22763 Hamburg
ISBN: 978-3-8192-9479-2

Inhaltsverzeichnis

Lesehinweis: Am Ende des Buches befindet sich ein Glossar mit einigen Fachbegriffen, die dir im Buch begegnen werden.

Für meine Kinder, die mich jeden Tag inspirieren. Für meine Familie, die mich auf dieser Reise begleitet hat. Für jede neurodivergente Mutter, die sich ihr ganzes Leben lang unverstanden gefühlt hat und für ihre Familien, die sie als das Juwel sehen, das sie tatsächlich ist. Dieses Buch ist für euch.

Willkommen im Club
Du bist nicht allein!

Na, du? Hast du dich auch schon mal gefragt, ob es noch andere gibt, die regelmäßig ihre Schlüssel im Kühlschrank wiederfinden oder nach einem Raumwechsel plötzlich vergessen, was sie eigentlich holen wollten?

Du liebst deine Kinder von Herzen und doch möchtest du manchmal vor zu viel Nähe weglaufen?
Oder stehen Noise-Cancelling-Kopfhörer seit Neuestem auf deinem Wunschzettel? Du liebst klare aufgeräumte Räume aber im Wohnzimmer regiert das Chaos?

Herzlich willkommen, du bist nicht allein im Club der neurodivergenten Mütter!

Du hältst jetzt ein Buch in den Händen, das speziell für dich geschrieben wurde – von einer Mutter mit ADHS, Autismus und einigen anderen Extras!

Dazu gibt's eine Portion Humor und vor allem eine große Ladung Fakten.

Vielleicht hast du bereits eine Diagnose erhalten, oder du vermutest, dass bei dir ADHS oder Autismus eine Rolle spielen könnten. Egal, wie dein Weg bisher aussah, eines ist sicher: Du bist hier genau richtig.

Viele Frauen entdecken erst spät, oftmals erst mit der eigenen Mutterschaft, dass sie neurodivergent sind.

Das hat gute Gründe, denn wir wissen, dass ADHS und Autismus bei Frauen lange Zeit übersehen oder falsch diagnostiziert wurden.

Warum ist das so? Nun, Frauen sind besser darin, ihre Symptome zu verbergen – ein Phänomen, das "Masking" genannt wird. Das klingt erstmal praktisch, oder?

Im Alltag kann das aber ziemlich anstrengend werden. Dein ADHS sorgt für Reizoffenheit, du bist sprunghaft, spontan und kreativ und hast Schwierigkeiten mit Struktur und Fokus. Dein Autismus hält aber mit hoher Reizempfindlichkeit, dem Bedürfnis nach Vorhersehbarkeit und Kontrolle und der Unlesbarkeit sozialer Codes dagegen. Für dich bedeutet das: Dein Nervensystem im Dauerfegefeuer – chronisch emotional überlastet und überreizt.

Deine Gefühle fahren Achterbahn, irgendwann schaffst du das alles nicht mehr so einfach. Vor allem wenn nach dem ersten Kind ein weiteres folgt.

Als Frau und Mutter für dich auch wichtig: hormonelle Schwankungen und biologische Faktoren spielen eine viel größere Rolle, als bisher angenommen.
Das bedeutet, dass du mit deinen Herausforderungen nicht einfach nur "anders" bist, sondern dass es klare biologische und neurologische Ursachen für dein Erleben gibt.

Dieses Buch begleitet dich dabei, dich besser zu verstehen, Strategien für deinen Alltag zu entwickeln und vor allem deinen Humor nicht zu verlieren – denn der ist vermutlich eine deiner größten Stärken.

Lass uns gemeinsam in das Abenteuer eintauchen, das Neurodiversität heißt. Schnall dich an, es wird spannend, erkenntnisreich und ab und zu vielleicht ein bisschen chaotisch – also genau richtig für uns.

Bereit? Dann los!

Don't judge my meltdown if you didn't see my masking

Kapitel 1: Sich selbst verstehen

Kennst du das Gefühl, irgendwie anders zu sein, aber nie so genau sagen zu können, warum? Willkommen in der wunderbaren Welt der neurodivergenten Gehirne!
Frauen mit ADHS und Autismus zeigen oft ganz eigene, besondere Merkmale, die lange Zeit schlichtweg nicht gesehen oder verstanden wurden.
Bei Frauen äußert sich ADHS nicht immer durch Hyperaktivität, wie das häufig stereotype Bild des zappelnden Kindes vermuten lässt. Oft äußert sich ADHS bei uns in innerer Unruhe, 235 offenen Tabs im Gehirn oder in Schwierigkeiten, sich auf alltägliche Aufgaben zu konzentrieren und zu Ende zu bringen.
Autismus bei Frauen wiederum zeigt sich oft subtiler als bei Männern. Die Fähigkeit, in sozialen Situationen „normal" zu erscheinen, also Masking, kostet enorm viel Energie.

AuDHS ist komplex – und kann manchmal im Alltagsleben sehr hinderlich sein. Hier einige Beispiele, um die Problematik zu verstehen

Spezialinteressen x Hyperfokus
Autisten saugen Wissen über ein wichtiges Thema förmlich auf und lernen alles darüber. Und ADHS fördert im Hyperfokus hochkonzentriertes Arbeiten ohne Pause an einem - in diesem Moment - spannendem Thema. Und so kann es passieren, dass du an einem Tag fünf Spezialthemen im Hyperfokus aufs Korn nimmst. Oder du viertiefst dich für Stunden oder Tage in ein Spezialthema. Von heute auf Morgen kannst du aber das Interesse daran verlieren. No judgement!

Sensory Overload x Sensory seeking
Fernseher oder Kaugeräusche zu laut? Um Himmels Willen.
Keine Musik beim Arbeiten? Da fällt das Konzentrieren schwer.
Unsere Sinneswahrnehmung ruft im Wechsel Hü oder Hott.
Hurra.

Tauziehen mit Exekutiver Dysfunktion
Unser Autismus liebt Routinen und Strukturen.
Vorhersehbarkeit. Und was macht das ADHS? Geht auf in
Chaos und Spontanität. Wir leben im Chaos, aber einige Orte
sind so aufgeräumt und sauber wie in einem Hotel. Und das
von ein und derselben Person!

Der Ja-Sager-Burnout-Effekt
Du möchtest niemanden vor den Kopf stoßen und sagst sehr
oft JA aber machst dir gleichzeitig Sorgen, überdenkst und
zerdenkst die Szenarien und landest irgendwann im
autistischen Burnout.

Freundschaften: Jein.
Du liebst es, Teil einer Community zu sein, aber leider
erschöpft dich der bloße Gedanke an Menschengruppen und
das anstrengende Sozialverhalten. Und wieso guckt der
überhaupt wieder so komisch?

Dr. Jekyll auf Reisen
Wir lieben spontane Abenteuertrips und fühlen uns so
ungeheuer lebendig. Leider bremsen wir uns selber aus und
wählen lieber die sichere Routine, es könnte ja was Schlimmes
passieren (unser Alter Ego als Teenie würde uns hauen!).

Du fühlst dich, als würdest du ständig einen unsichtbaren Tanz aufführen, bei dem niemand außer dir weiß, wie anstrengend jeder Schritt ist.

Neueste Erkenntnisse aus verschiedenen Studien deuten zudem darauf hin, dass weibliche Hormone, insbesondere Östrogen, Einfluss auf die Stärke von Symptomen haben könnten. Spannend, oder?
Im Alltag bedeutet das: Es gibt Zeiten, da bist du ein Organisationstalent mit Struktur, und an anderen Tage fühlt sich das Aufstehen morgens schon an wie ein Marathon. Keine Sorge, auch das gehört dazu und macht dich nicht weniger kompetent oder liebenswert. Es macht dich schlicht zu dir selbst – in all deiner neurodivergenten Einzigartigkeit.

Symptome und Besonderheiten bei Frauen mit ADHS und Autismus

Frauen mit ADHS **und** Autismus weisen oft andere Eigenschaften auf als Männer. Bei Frauen sind die Symptome manchmal anders ausgeprägt, was dazu führt, dass Diagnosen oft spät oder gar nicht gestellt werden. Oft berichten betroffene Frauen von starker innerer Unruhe, emotionaler Intensität und dem Gefühl, anders zu sein.

Mütter leiden besonders

Sozial können sie charmant wirken, während sie innerlich große Anstrengungen aufwenden, um „normal" zu wirken. Sensorische Überlastungen führen oft zu emotionalen Ausbrüchen, Rückzug oder Erschöpfung.
Gerade als Mutter nimmt die Überlastung erheblich zu. Mütter mit AuDHS sind emotional und körperlich schneller erschöpft

und brauchen Zeit, um sich von sozialer Interaktion oder überraschenden Planänderungen zu erholen.

Leider, leider, ist es als Mutter nicht möglich, sich ständig der verdienten Pausen hinzugeben. Umso wichtiger ist, dass du verstehst, das deine Erschöpfung meist aus dieser Überforderung resultiert.

Frauen & Gefühle
Frauen neigen dazu, ihr Verhalten stark zu reflektieren und spüren, dass sie trotz großer Anstrengung im Alltag scheitern. Besonders in sozialen Situationen treten Schwierigkeiten auf, weil sie oft nonverbale Signale falsch interpretieren oder stark von sozialen Erwartungen überfordert sind.

Impulsivität äußert sich meist subtiler, etwa in Form von emotionalen Entscheidungen, Wutausbrüchen oder Impulskäufen. Vergesslichkeit und Schwierigkeiten mit organisatorischen Aufgaben sind ebenfalls typische Herausforderungen.

> *„Ich liebe meine Familie. Aber früher habe ich mir oft vorgestellt, geschieden zu sein, damit ich auch mal am Wochenende meine Ruhe habe."*

Das klingt hart, oder?
Aber wenn der Mental Load schon für neurotypische Mütter kaum zu bewältigen ist — je nach familiärer Aufstellung — ist es als neurodivergente Mutter mit einer Mischung aus ADHS und

Autismus kaum mehr machbar, die Belastung zu ertragen.

Machen wir uns nichts vor: In unserer Gesellschaft haben wir so gut wie verloren. Die meisten von uns haben kein Dorf, das sie mit Kindererziehung unterstützt und entlastet. Diese hohen Anforderungen ohne Entlastung hat ihren Preis: Chronische Erschöpfung und Müdigkeit. Oft geht das einher mit anderen Erkrankungen wie beispielsweise Reizdarm, Migräne, Fibromyalgie oder Autoimmunerkrankungen.

Umso wichtiger ist es daher, dass wir unsere Prioritäten ordnen, verstehen, wie unser Gehirn funktioniert und welche Hebel wir für unsere Mittel nutzen können.
Und besonders wichtig ist, dass wir unseren inneren Kritiker zum Verstummen bringen. Überleg mal: Würdest du folgende Dinge zu deiner Freundin sagen:

„Warum kannst du dich nicht mehr anstrengen?"

„Warum kannst du nicht wie andere Mütter sein?"

„Reiß dich mal zusammen!"

„Warum schaffst du es schon wieder nicht, mit den Kindern einen Ausflug zu machen?"

Nein, du würdest deine Freundin versuchen zu motivieren und zu helfen. Das sollte auch für deine innere Stimme gelten.
Lass sie uns doch benennen.
Gib ihr einen Namen. Meine heißt Rüdiger.
Halt die Klappe, Rüdiger. Jetzt rede ich und ich werde dieses Buch fertig schreiben!

So, nachdem wir das geklärt haben, machen wir direkt weiter.
Damit wir direkt und praxisorientiert einsteigen können, gibt's gleich einige Tipps fürs gute Leben.

Tipps, die dein Leben mit AuDHS leichter machen können

Schwierigkeiten bei sozialen Interaktionen

Nutze soziale Skripte, Fachbücher und Verhaltenstherapien.
Für ganz Ungeduldige: Eine KI (künstliche Intelligenz) kann dir ein passendes Skript auf Knopfdruck erstellen.

Sensorische Überlastung

Schaffe dir reizfreie Zonen und kleine Auszeiten. Dazu gehört auch, das laufende Chaos zu minimieren. Manchmal reicht schon ein Korb oder mehr Stauraum (oder das Aussortieren, aber das bindet viel Ressourcen), um das Durcheinander besser zu ordnen.

Probleme bei der Emotionsregulation

Führe ein Gefühlstagebuch. Klingt albern und nach Zeitverschwendung? Okay, aber probiere das doch mal eine Woche lang aus. Nur eine Woche, Deal?

Schwierigkeiten beim Zeitmanagement

Nutze visuelle Kalender und die Erinnerungsfunktion auf dem Smartphone. Auch sprachgesteuerte Assistenten können dir helfen. Ich persönlich verzichte aus Datenschutzgründen darauf, aber das ist eine persönliche Sache. Vielen Müttern erleichtert ein Assistent den Alltag.

Hyperfokus auf Interessen

Setze bewusst Zeitlimits oder nutze den Fokus für wichtige Projekte. Zeitlimits helfen dir, nicht in Wut zu geraten, falls du von den Kindern unterbrochen wirst. Möchtest du ungestört deinem Fokus nachgehen, plane, wenn möglich Unterstützung ein – im Vorfeld.

Starke Empathiefähigkeit

Lerne, bewusst Grenzen zu setzen und analysiere dein Verhalten. Klingt banal, kann dir aber langfristig helfen, dich zu entlasten.

Schwierigkeiten, Körpersprache oder Witze zu deuten

Frage beim Gegenüber direkt nach. Nichts ist so belastend wie die Ungewissheit. Ist das nicht möglich, beziehe andere Vertraute ein und frage nach. Es ist okay!

Vergesslichkeit

Nutze Erinnerungs-Apps, Timer, Herdausschaltfunktionen, Wecker und Notizzettel. Außerdem helfen dir Routinen. Und wenn der Schlüssel wieder mal im Auto steckt, freue dich, dass er noch da ist.

Überforderung durch Reize

Gönne dir regelmäßig Rückzugszeiten. Teile das in der Familie entsprechend mit. Wenn es dir möglich ist, plane die Tage oder Zeiten bewusst ein, so dass jeder vorbereitet ist. Nutze auch Hilfsmittel wie Kopfhörer, Augenmasken und bequeme Kleidung.

Impulsivität

Setze auf bewusste Entscheidungsstrategien und u.U. auf Verhaltenstherapie. Wutmanagement kann begrenzt helfen, wichtig ist es, die Trigger kennenzulernen und rechtzeitig zu merken, wann es zur Überforderung kommt. Hol dir unbedingt Hilfe, wenn Wut deinen Alltag bestimmt, denn das muss nicht so bleiben!

Das heikle Thema Medikamente

Für einige Mütter kann es auch Sinn machen, Medikamente zu nehmen. Medikamente für ADHS sind kein Teufelszeug, sondern eine wichtige Regulation, um den normalen Alltag überhaupt bewältigen zu können.

Sie machen nicht abhängig, sind meist gut verträglich und die Wirkung ist zeitlich begrenzt. Sprich mit deinem Arzt darüber, ob der Einsatz von Medikamenten in deinem Fall helfen kann. Auch Depressionen, die aus unerkannter Neurodivergenz resultieren, können mithilfe der Medikation behandelt werden. Sprich bitte dazu mit deinem Facharzt deines Vertrauens.

Wichtig zu wissen: Gerade mit AuDHS können Medikamente Sinn machen, *müssen* aber nicht. Das kommt darauf an, wie groß der Anteil am Autismus ist und in welcher Ausprägung die ADHS Symptomatik vorhanden ist.

Masking - Die unsichtbare Anstrengung

Masking beschreibt das Verhalten neurodivergenter Menschen, ihre natürlichen Reaktionen bewusst zu unterdrücken und sich sozial anzupassen, um in der Gruppe akzeptiert zu werden.

Gerade Frauen mit ADHS und Autismus maskieren häufig ihr Verhalten, um den Erwartungen ihres sozialen Umfelds gerecht zu werden.

Dies kostet enorme Kraft und kann langfristig zu psychischen Belastungen wie Angst, Depression oder Burnout führen. Leider werden immer noch viele Frauen aufgrund dessen fehldiagnostiziert.

Masking geschieht oft unbewusst, etwa durch Nachahmen sozial erwünschten Verhaltens oder das Vermeiden von Konflikten und Auffälligkeiten. Das passiert von Kindesbeinen an.
Auf Dauer ist Masking jedoch eine große Belastung, die zur totalen Erschöpfung führen kann. Da Betroffene ständig eine Rolle spielen müssen, die nicht ihrem eigenlichen Selbst entspricht, brennen sie förmlich aus.

Kommen Kinder ins Spiel, kann die Fassade bzw. Maskerade häufig nicht mehr aufrechterhalten werden. Daher werden Frauen erst so spät diagnostiziert. Oder vorab mit Fehldiagnosen überladen.

Meine Tipps, um dich für Masking zu sensibilisieren

- ✓ Erkenne deine Masking-Muster im Alltag und notiere sie
- ✓ Übe dich regelmäßig im sicheren Umfeld in authentischer Kommunikation

- ✓ Reduziere bewusst soziale Erwartungen
- ✓ Gestehe dir Ruhepausen nach sozialen Kontakten zu
- ✓ Entwickle Bewusstsein für deine Grenzen
- ✓ Führe regelmäßig Selbst-Checks durch
- ✓ Baue kleine, ehrliche soziale Kontakte auf
- ✓ Suche gezielt nach Räumen, in denen du nicht maskieren musst
- ✓ Kommuniziere offen über deine neurodivergenten Bedürfnisse
- ✓ Setze klare Prioritäten, wann Masking sinnvoll ist und wann nicht

Neurobiologie und hormonelle Einflüsse auf Symptome

Forschungen zu ADHS und Autismus bei Frauen bestätigen, dass hormonelle Schwankungen im weiblichen Zyklus die Symptome stark beeinflussen können.

Einige Studien weisen darauf hin, dass Östrogen und Progesteron erhebliche Auswirkungen auf Stimmung, Aufmerksamkeit und sensorische Wahrnehmung haben (ich kann selbst ein Lied davon singen).

Besonders prämenstruell und während hormoneller Umstellungsphasen wie Schwangerschaft oder Menopause berichten Frauen von stärkeren Symptomen. Auch die Neurotransmitter im Gehirn, besonders Dopamin und Serotonin, spielen dabei eine entscheidende Rolle. Veränderungen dieser Botenstoffe beeinflussen direkt die Intensität und Wahrnehmung der Symptome. Forschungsergebnisse legen nahe, hormonelle Faktoren in Therapieansätzen und der Diagnosestellung stärker zu berücksichtigen.

Hormonchaos? Selbstwirksam werden

- Beachte hormonelle Schwankungen im Monatszyklus.
- Informiere dich über den Einfluss von Östrogen auf Symptome.
- Achte auf Veränderungen der Symptome während Schwangerschaft und Stillzeit.
- Nutze ein Symptomtagebuch, um hormonelle Muster zu erkennen.
- Bespreche hormonelle Einflüsse mit medizinischem Fachpersonal.
- Halte dich auf dem Laufenden über Studien zu Neurowissenschaften und ADHS und Autismus.
- Informiere dich über die Auswirkungen von Hormonersatztherapien (bioidentische Hormone).
- Beachte, dass hormonelle Einflüsse Therapieansätze verändern können.
- Die Perimenopause beginnt u.U. ab Mitte 30. Behalte das im Hinterkopf und lass deine Hormone checken!
- Progesteronmangel lässt uns reizbar werden und schlecht schlafen. Da ein Mangel schon vor der Menopause auftreten kann, prüfe die Blutwerte.
- Pflanzliche Mittel alleine sind nicht so wirksam wie bioidentische Hormone, auch wenn sie einige Symptome wirkungsvoll dämpfen können.

PMS – was ist das eigentlich?

Das Prämenstruelle Syndrom (PMS) umfasst körperliche, emotionale und psychische Symptome, die in der zweiten Zyklushälfte auftreten und meist mit Beginn der Menstruation nachlassen. Typische Symptome sind:

Körperliche Symptome:

- Kopfschmerzen oder Migräne
- Brustspannen oder Empfindlichkeit
- Wassereinlagerungen (z.B. geschwollene Beine, Hände oder Bauch)
- Bauchschmerzen oder Krämpfe
- Rückenschmerzen
- Heißhungerattacken oder Appetitlosigkeit

Emotionale und psychische Symptome:

- Stimmungsschwankungen
- Reizbarkeit oder erhöhte Aggressivität
- Depressive Verstimmungen oder Traurigkeit
- Angstzustände oder erhöhte Nervosität
- Konzentrationsprobleme
- Schlafstörungen oder extreme Müdigkeit
- Verringertes Selbstwertgefühl

Wenn du mehrere dieser Symptome regelmäßig vor deiner Periode erlebst und diese Symptome nach dem Einsetzen der Menstruation deutlich nachlassen oder verschwinden, spricht dies für PMS.

Hilfreich ist, deine Symptome über mindestens zwei bis drei Monate in einem Zyklus-Tagebuch zu dokumentieren, um Muster und Schweregrad zu erkennen. Das geht auch mit Hilfe einer App. Bei starker Belastung solltest du unbedingt mit einer Gynäkologin oder einem Gynäkologen über deine Symptome sprechen.

Wissenswert: Hormonungleichgewicht bei Frauen

An folgenden Zeichen erkennst du, dass deine Hormone möglicherweise im Ungleichgewicht sind. Falls das zutrifft, suche einen Facharzt auf, der sich mit der Bestimmung von Blutwerten und bioidentischen Hormonen auskennt.

Körperliche Symptome:

- Unregelmäßige oder ausbleibende Periode
- Starke PMS-Beschwerden
- Gewichtszunahme oder -verlust ohne klare Ursache
- Haarausfall oder ungewöhnliches Haarwachstum
- Müdigkeit oder Erschöpfung trotz ausreichendem Schlaf
- Schlafstörungen
- Verdauungsprobleme
- Hitzewallungen oder nächtliches Schwitzen
- Hautprobleme wie Akne oder trockene Haut
- Kopfschmerzen oder Migräne, besonders zyklusabhängig

Emotionale Symptome:

- Stimmungsschwankungen und erhöhte Reizbarkeit
- Depressive Verstimmungen oder Ängste
- Konzentrationsprobleme und Gedächtnisschwäche
- Libidoveränderungen
- Erhöhte Empfindlichkeit gegenüber Stress

Wenn mehrere dieser Symptome dauerhaft auftreten, solltest du einen Hormontest beim Facharzt durchführen zu lassen. Ein ausführliches Gespräch und gegebenenfalls eine Blutuntersuchung können Klarheit schaffen. Bitte beachte, dass diese Auflistung keinen Anspruch auf Vollständigkeit erhebt und keinen Besuch beim Arzt ersetzt. Sie soll dir nur eine grobe Skizze liefern, damit du verstehst, was gerade in deinem Körper passiert.

♥

Kapitel 2: Diagnose als Mutter – und nun?

Plötzlich hast du sie, die Diagnose, nach der du vielleicht schon lange gesucht hast. Oder vielleicht kam sie völlig unerwartet in dein Leben geplatzt, mitten hinein in deinen turbulenten Familienalltag. Die gute Nachricht zuerst: Du bist nicht kaputt, du funktionierst nur anders – und das ist völlig okay.

Meine Diagnose überraschte mich mit 43 Jahren, nach fünf Schwangerschaften und zwei Kindern. Völlig unverhofft, mitten im Leben.

Nach dem ersten Staunen folgte die Wut und Trauer darüber, was hätte alles sein können in der Vergangenheit, und darauf folgte eine lange Zeit der Reflexion. Dadurch konnte ich viel über mich selbst lernen und – Überraschung – weitere Freundinnen erhielten ihre Diagnosen. Ich bin ein Neurodivergenz-Magnet. Kommt dir das bekannt vor?

Die Zeit nach der Diagnose fühlt sich für viele Frauen an wie eine Achterbahnfahrt der Gefühle: Erleichterung, weil endlich klar ist, warum du dich manchmal fühlst wie eine Außerirdische; Trauer über verpasste Chancen oder Momente; und schließlich Aufbruchsstimmung.

Eine späte Diagnose bringt auch Herausforderungen mit sich.

Die Familie einzubeziehen und offen zu kommunizieren ist unglaublich wichtig. Gemeinsam mit deinen Lieben kannst du Strategien entwickeln, die euch allen helfen, besser miteinander klarzukommen. Vor allem deine Kinder profitieren davon, wenn du authentisch und offen mit deinen neurodivergenten Eigenschaften umgehst. Vielleicht sind deine Kinder sogar ebenso betroffen, da Vererbung in Bezug auf Neurodivergenz eine erhebliche Rolle spielt.

Du bist nicht sicher, ob du in die Kategorie der Mütter mit Neurodivergenz fällst? Versuche, einen Termin beim Facharzt zu ergattern. Hör dich um, welcher Arzt wirkliche Kompetenz auf dem Gebiet besitzt und nimm längere Wartezeiten in Kauf.

Warum ist die Diagnose so wichtig?

Erstens ist es eine immense Erleichterung für Betroffene. Zweitens ähneln sich Diagnosen häufig, so wird bei Frauen oft Borderline diagnostiziert, obwohl sie eigentlich von ADHS betroffen sind. Umgekehrt kann das aber ebenso gelten.

Neurodivergente Frauen und die Geburt – Trauma, Überforderung und Depression

Die Geburt eines Kindes ist für jede Mutter eine intensive Erfahrung. Für neurodivergente Frauen mit ADHS oder Autismus kann diese Erfahrung allerdings besonders herausfordernd und potenziell traumatisch sein. Gründe hierfür sind vielfältig: erhöhte sensorische Sensibilität (u.a. erhöhte Schmerzempfindlichkeit), Schwierigkeiten, mit unvorhergesehenen Ereignissen und Veränderungen umzugehen sowie Kommunikationsbarrieren mit medizinischem Personal.

Forschungsergebnisse beweisen, dass neurodivergente Frauen ein erhöhtes Risiko für Geburtstraumata haben, da sensorische Überlastung, Missverständnisse und das Gefühl von Kontrollverlust während der Geburt stark ausgeprägt sein können.

Das Trauma endet häufig nicht mit der Geburt selbst, sondern setzt sich in der postpartalen Phase fort, wenn Frauen mit den Anforderungen der Mutterschaft konfrontiert werden. Studien verweisen darauf, dass das Risiko für postpartale

Depressionen und Angstzustände bei neurodivergenten Frauen signifikant erhöht ist (Psychology Today, 2022).

> *„Trauma, Angstzustände und Depressionen waren das Ergebnis der ersten Geburt. Der Stress und das Unverständnis meiner Umwelt für meine Bedürfnisse haben nach einem Jahr für einen längeren Krankenhausaufenthalt gesorgt. Ich kämpfe heute noch mit diesen Folgen."*

Die typischen Herausforderungen nach der Geburt, etwa Schlafmangel, der Verlust von Routinen und der ständige Bedarf nach sozialer Interaktion und Aufmerksamkeit können bei uns Müttern zu extremer Erschöpfung, Überforderung und schließlich Depressionen oder Schlimmeren führen.

---

*Kummer? Krisentelefone & Anlaufstellen in Notlagen | Familienportal des Bundes oder Tel.: **0800 / 11 10 111** Tel.: **0800 / 11 10 222** Rund um die Uhr www.telefonseelsorge.de*

Besonders problematisch wird es, wenn neurodivergente Mütter nicht ausreichend sozial unterstützt werden und ihnen der Zugang zu geeigneter Hilfe fehlt. Sehr belastend ist die

Situation für Frauen, die zu dem Zeitpunkt nicht wissen, dass sie neurodivergent sind.

Um diesen Risiken entgegenzuwirken, ist es wahnsinnig wichtig, bereits vor der Geburt klare Strukturen aufzubauen und sich bewusst Unterstützung im sozialen und medizinischen Umfeld zu sichern. Das hilft übrigens auch jeder anderen werdenden Mutter.

Tipps für neurodivergente Frauen rund um die Geburt:

- Informiere das medizinische Team rechtzeitig über deine Bedürfnisse. Darunter kann auch die Info fallen, das die Wirkung von Schmerzmitteln variiert oder du bestimmte Ängste hast.
- Plane bereits vor der Geburt eine möglichst reizreduzierte Umgebung im Krankenhaus oder Geburtshaus (Familienzimmer).
- Nutze schriftliche Angaben oder klare Geburtspläne, um Stress und Missverständnisse im Vorfeld zu reduzieren. Eine Checkliste kann dir helfen.
- Sorge für vertraute Personen während der Geburt.
- Informiere dich über Möglichkeiten einer Traumaprävention, beispielsweise durch spezielle Geburtsvorbereitungskurse oder Therapien.
- Organisiere umfassende Nachsorge und Unterstützung in den ersten Monaten nach der Geburt.
- Schaffe im Vorfeld bewusst Pausen und Auszeiten für dich, um sensorische Überlastungen zu reduzieren.
- Entwickle ein Netzwerk aus Fachpersonen, Familie und Freunden, die dich auch später unterstützen können.
- Sprich offen über deine Ängste und Herausforderungen, um frühzeitig Hilfe zu erhalten.
- Nutze Angebote wie psychologische Begleitung oder Selbsthilfegruppen, um dich emotional zu stärken.

Ja, eine Geburt vorzubereiten oder die Nachsorge zu planen ist anstrengend.

Aber du wirst davon profitieren. Ich habe beispielsweise eine E-Mail an alle Großeltern geschrieben, in der ich gebeten habe, dass Besuch erst zu Hause erfolgt und nicht im Krankenhaus.

Das war allerdings beim zweiten Kind, ein großes Learning aus dem Geburtrauma bei Kind 1 (noch undiagnostiziert, mit traumatischer Geburt und völlig überfordert).

Merkmalslisten für Frauen mit Neurodivergenz

Nachstehend findest du einige Merkmale, die typisch für die jeweilige Diagnose sind. Allerdings sind diese Listen nicht vollständig und können ggf. je nach Person variieren oder sich überschneiden. Nicht umsonst ist Neurodivergenz ein Spektrum. Die Auflistung dient als grober Überblick.

Merkmale von Frauen mit kombinierter Diagnose (AuDHD – Autismus & ADHS)

- Starke emotionale Intensität
- Ausgeprägte sensorische Empfindlichkeit
- Tendenz zum Masking (Symptome verbergen)
- Soziale Erschöpfung nach Interaktionen
- Schwierigkeiten mit organisatorischen Aufgaben
- Große Empathie und Feingefühl für andere
- Intensive Spezialinteressen, oft wechselnd
- Starker Perfektionismus
- Ausgeprägte Gerechtigkeitssensibilität
- Impulsivität in emotionalen oder sozialen Situationen
- Häufiges Gefühl von Überforderung
- Probleme mit Zeitmanagement
- Schlafstörungen oder Schlafrhythmusstörungen
- Schwierigkeiten mit Selbstregulation
- Schwierigkeiten, soziale Signale zu interpretieren
- Stark ausgeprägte intuitive Fähigkeiten
- Schwierigkeiten, Prioritäten zu setzen
- Innere Unruhe bei äußerer Ruhe

- Körperliche Spannungszustände (z.B. Muskelverspannungen)
- Ängstlichkeit, besonders in sozialen Situationen
- Probleme mit Kurzzeit-Gedächtnis
- Schwierigkeiten, Routinen dauerhaft einzuhalten
- Starke kreative Fähigkeiten
- Schnelle Erschöpfung
- Schwierigkeiten mit Übergängen zwischen Aktivitäten
- Emotionale Achterbahnen (Stimmungsschwankungen)
- Neigung zu Tagträumen oder gedanklichem Abschweifen
- Schwierigkeiten, Grenzen zu setzen
- Starkes Bedürfnis nach Kontrolle oder Vorhersehbarkeit
- Hohe Anpassungsfähigkeit trotz innerem Stress

Merkmale speziell bei Autismus (Frauen)

- Schwierigkeiten mit sozialer Interaktion
- Intensives, oft konstantes Spezialinteresse
- Sensorische Überempfindlichkeiten (Licht, Geräusche, Gerüche)
- Routinen oder Rituale als Sicherheit
- Schwierigkeiten, Gefühle angemessen auszudrücken
- Direktheit und Ehrlichkeit, oft ohne Filter
- Schwierigkeiten, nonverbale Hinweise zu verstehen
- Starkes Bedürfnis nach Rückzug und Alleinsein
- Hohe Empfindsamkeit gegenüber Ungerechtigkeit
- Detailorientierte Denkweise
- Schwierigkeiten mit Smalltalk oder oberflächlichen Gesprächen
- Tendenz, Verhalten anderer intensiv zu analysieren
- Überforderung in chaotischen oder ungeplanten Situationen
- Intensives Nachdenken über soziale Situationen im Nachhinein
- Manchmal Schwierigkeiten, Blickkontakt zu halten

- Körperliche Symptome durch Stress (Magen, Kopfschmerzen)
- Schwierigkeiten, indirekte Kommunikation zu verstehen
- Wenig Interesse an gesellschaftlichen Normen
- Tendenz, sich stark mit bestimmten Personen zu verbinden
- Schwierigkeiten, Gefühle anderer intuitiv zu verstehen
- Vorliebe für Klarheit und direkte Kommunikation
- Intensive Wahrnehmung von Umweltreizen
- Schwierigkeiten, persönliche Grenzen zu erkennen
- Probleme, Gefühle zu erkennen oder zu benennen (Alexithymie)
- Intensive Beschäftigung mit einem spezifischen Thema
- Schwankungen zwischen extremem Interesse und totaler Abwendung
- Starkes Interesse an analytischem Denken
- Schwierigkeiten, Veränderungen zu akzeptieren
- Innere Distanz zu sozialen Rollenerwartungen
- Hohe Integrität und Treue in Beziehungen

Merkmale speziell bei ADHS (Frauen)

- Probleme mit Aufmerksamkeit und Konzentration
- Hyperaktivität, oft internalisiert (innere Unruhe)
- Schwierigkeiten mit Zeitmanagement und Organisation
- Häufiges Gefühl von Überforderung im Alltag
- Starke emotionale Reaktionen
- Schwierigkeiten, Routinen beizubehalten
- Impulsivität in Entscheidungen und Handlungen
- Neigung zu Prokrastination
- Vergesslichkeit und Probleme, Termine einzuhalten
- Häufige Stimmungswechsel
- Schwierigkeiten, Prioritäten zu setzen
- Tendenz zu Multitasking (wenig erfolgreich)

- Häufiges Verlieren oder Verlegen von Gegenständen
- Schwierigkeiten, Projekte zu Ende zu bringen
- Ungeduld in Situationen, die Ausdauer erfordern
- Schnelle Langeweile
- Probleme mit emotionaler Regulation
- Schwierigkeiten, sich zu entspannen oder abzuschalten
- Schwierigkeiten, langfristige Ziele zu verfolgen
- Stark ausgeprägte Neugier
- Übermäßig ausgeprägte Empathie
- Tendenz, andere nicht enttäuschen zu wollen
- Schwierigkeiten, Grenzen zu setzen
- Körperliche Unruhe oder Zappeligkeit
- Ausgeprägter Ideenreichtum und Kreativität
- Schwierigkeiten, soziale Signale richtig zu deuten
- Gefühl, nicht den Erwartungen gerecht zu werden
- Ständige Gedankenaktivität
- Impulsive Ess- oder Kaufverhalten
- Schwierigkeiten, Aufgaben zu beginnen (Initiierungsprobleme)

Merkmale speziell bei Hochbegabung (Frauen)

- Außergewöhnliche Lernfähigkeit und schnelle Auffassungsgabe
- Intensiver Wissensdurst und Neugier
- Starke sprachliche Ausdrucksfähigkeit
- Starke Kreativität und Einfallsreichtum
- Außergewöhnliches Gedächtnis
- Perfektionismus und hohe Selbstansprüche
- Intensives Interesse an intellektuellen oder abstrakten Themen
- Kritisches und analytisches Denken
- Probleme mit Unterforderung oder Langeweile
- Früh entwickelte moralische und ethische Prinzipien
- Starke Sensibilität und Emotionalität
- Starkes Unrechtsbewusstsein

- Komplexes Denken und schnelles Erfassen von Zusammenhängen
- Vorliebe für anspruchsvolle intellektuelle Herausforderungen
- Schwierigkeiten, Gleichaltrige mit ähnlichen Interessen zu finden
- Intensive Selbstreflexion
- Ungewöhnlich große Wissensbasis in bestimmten Gebieten
- Starke intrinsische Motivation und Eigeninitiative
- Schwierigkeiten, sich anzupassen, wenn Anforderungen nicht angemessen sind
- Tiefergehende emotionale Wahrnehmung
- Schnelle Erfassung von Mustern und Strukturen
- Fähigkeit, komplexe Probleme kreativ zu lösen
- Tendenz zur Unterforderung in schulischen oder beruflichen Kontexten
- Schwierigkeiten, sich in sozialen Situationen verstanden zu fühlen
- Außergewöhnliche Phantasie und Vorstellungskraft
- Hoher Grad an Selbstständigkeit im Denken
- Stark ausgeprägte ethische Haltung
- Intensive Beschäftigung mit philosophischen oder existenziellen Fragen
- Probleme mit Leistungsdruck oder Versagensangst
- Bedürfnis nach geistiger Stimulation und Herausforderung

Zusatz-Info: PDA (Pathological Demand Avoidance)

Pathological Demand Avoidance (PDA) ist eine Profilvariante innerhalb des Autismus-Spektrums. Menschen mit PDA zeigen ein starkes Bedürfnis, Kontrolle über ihre Umgebung zu behalten, was sich in extremem Widerstand gegen alltägliche Anforderungen äußert – selbst bei Dingen, die ihnen Freude bereiten.

Dieser Widerstand ist keine Trotzreaktion, sondern eine Reaktion auf tiefsitzenden Stress oder Angst.

PDA wird häufig missverstanden, da das Verhalten nach außen manipulativ wirken kann, obwohl es tatsächlich ein Bewältigungsmechanismus ist.

Menschen mit PDA benötigen feinfühlige Ansätze, viel Flexibilität und kreative Unterstützung.

Herkömmliche Belohnungs- oder Drucksysteme funktionieren bei ihnen oft nicht – im Gegenteil, sie verschärfen die Problematik.

Eltern und Fachpersonen profitieren von gezielter Aufklärung und Alternativstrategien im Umgang mit PDA.

Da bei uns PDA noch relativ unbekannt ist, wird diese Spektrums-Störung nicht immer erkannt oder mit ADHS verwechselt.

♥

Kapitel 3: Alltag meistern – Organisation und Planung

Der Alltag von Müttern ist anstrengend. Wir müssen die Kinder digital erziehen, an Bildung wird gespart, Mental Load wird höher und die Unterstützung durch das berühmte Dorf wird kleiner oder ist nicht vorhanden. Das macht uns mürbe. Aber solange wir in diesen Strukturen feststecken müssen wir Wege finden, damit umzugehen.

Executive Dysfunktion und Strategien zur Bewältigung
Executive Dysfunktion ist das, was passiert, wenn dein Gehirn dir beim Planen und Organisieren einen kleinen, aber sehr nervigen Streich spielt.
Du willst eigentlich nur kurz die Küche aufräumen und plötzlich stehst du zwei Stunden später da, mit einer halb fertigen Einkaufsliste, dem ausgeräumten Küchenregal, einem Kuchenrezept auf deinem Handy und sortierst deine Wäsche aus? Du hast völlig vergessen, warum du überhaupt in die Küche gegangen bist.

Diese Herausforderung hängt direkt mit deinem neurodivergenten Gehirn zusammen – aber keine Sorge, auch hierfür gibt es Lösungen!

Strategien wie das Zerlegen von Aufgaben in kleine Schritte, die Nutzung von Timern für bestimmte Tätigkeiten oder der bewusste Einsatz von Erinnerungen helfen dir, deine täglichen Herausforderungen besser in den Griff zu bekommen. Wichtig dabei ist, gnädig mit dir selbst zu sein: Nicht jeder Tag wird perfekt laufen, und das ist vollkommen okay.

Routinen, Struktur und Flexibilität für Mütter mit neurodivergenten Kindern

Wenn du selbst neurodivergent bist und gleichzeitig neurodivergente Kinder hast, kennst du wahrscheinlich den Wahnsinn des Alltags nur zu gut. Routinen geben Struktur, Sicherheit und Orientierung – gleichzeitig müssen sie flexibel genug sein, um Raum für spontane Bedürfnisse oder unerwartete Situationen zu bieten. Überlege dir, welche Abläufe für dich und deine Kinder besonders wichtig sind, etwa Morgen- und Abendroutinen.

Plane bewusst Pufferzeiten ein, damit du auch in hektischen Momenten gelassen reagieren kannst. Das Erfolgsgeheimnis liegt darin, Routinen nicht als starre Regeln, sondern als lebendige Leitlinien zu sehen, die deinem Familienalltag helfen und nicht einschränken.

Nutze die nächsten 15 Minuten, um die wichtigsten Routinen deiner Familie aufzuschreiben.

Praktische Tools und Hilfsmittel (Apps, Planer, visuelle Hilfen)

Die Technik könnte deine beste Freundin sein – insbesondere, wenn du oft das Gefühl hast, dass dein Gehirn ein zu kleines Lager für all deine Aufgaben ist.

Apps zur Aufgabenverwaltung, digitale Kalender mit Erinnerungsfunktion, Timer-Apps oder visuelle Hilfsmittel wie Whiteboards und Checklisten erleichtern dir den Überblick im Alltag enorm.

Es gibt spezielle Apps, die auf die Bedürfnisse neurodivergenter Menschen zugeschnitten sind, etwa zur Unterstützung bei Konzentration oder Zeitmanagement. Papier-Planer mit klarer Struktur helfen dir, Termine und Verpflichtungen jederzeit im Blick zu haben. Letzteres haut nicht für jeden hin, ich kann ein Lied davon singen (und die fünf Planer von 2024 auch).

Visuelle Hilfsmittel, wie Farbcodes oder Symbole, sorgen dafür, dass du wichtige Informationen schnell erfassen und im Alltag anwenden kannst. Probiere verschiedene Tools aus und finde heraus, welche dir am besten helfen, deinen Alltag zu organisieren – mit weniger Stress und mehr Überblick!

Die 10 größten Herausforderungen neurodivergenter Mütter

1. Überforderung durch sensorische Reize

Geräusche, Licht oder Berührungen, die andere problemlos tolerieren, können uns massiv stressen und erschöpfen.

2. Schwierigkeiten mit Organisation und Struktur

Alltagsplanung, Haushaltsorganisation und Zeitmanagement können für uns überwältigend sein und zu chronischem Stress führen.

3. Emotionale Regulation Unsere Intensive Emotionen und Stimmungsschwankungen erschweren die Geduld und den Umgang mit stressigen Situationen.

4. Erhöhter Perfektionismus und Selbstkritik

Neurodivergente Mütter wie wir fühlen sich oft nicht gut genug, da sie den gesellschaftlichen Erwartungen schwer entsprechen können.

5. Kommunikation und soziale Interaktionen

Missverständnisse und Kommunikationsschwierigkeiten, sowohl mit anderen Erwachsenen als auch mit den eigenen Kindern gehören für uns zum Alltag.

6. Masking und emotionale Erschöpfung

Das ständige Bemühen, „normal" zu wirken, kostet uns viel Kraft und führt langfristig zu Burnout und Depressionen.

7. Schwierigkeiten mit Veränderungen und Flexibilität

Jede kleine Änderung im Alltag, wie unerwartete Termine oder Unterbrechungen von Routinen, löst oft Stress bei uns aus.

8. Mangel an Unterstützung und Verständnis aus dem sozialen Umfeld Häufig fehlende Anerkennung oder Verständnis und Bedürfnisse durch Familie, Freunde oder medizinische Fachpersonen erschweren uns das Leben.

9. Gesundheitliche Folgen durch Dauerstress

Chronische Müdigkeit, Autoimmunerkrankungen, Schlafstörungen, hormonelle Ungleichgewichte und Begleiterkrankungen sind für uns häufige Folgen von Dauerstress.

10. Gefühl von Isolation und Einsamkeit Der Eindruck, alleine mit den Problemen zu sein, da andere unsere täglichen Herausforderungen nicht nachvollziehen können.

♥

Kapitel 4: Sensorische Bedürfnisse – Reizüberflutung im Griff

Aktuelle Erkenntnisse zu sensorischer Verarbeitung bei ADHS und Autismus

Hast du schon einmal erlebt, dass sich der bloße Klang einer tickenden Uhr anhört wie eine Hammerschlagmaschine?

Oder wie grelles Licht sich plötzlich wie eine schmerzhafte Blend-Attacke anfühlt?

Du erträgst die andauernden Umarmungen der Kinder nicht?

Der Himmel blendet, obwohl es doch bewölkt ist?

Das Shirt ist nicht tragbar, weil der Stoff komisch auf der Haut liegt und sich schlecht anfühlt?

Ein Kindergeburtstag ist ein wahrgewordener Alptraum?

Aus dem Familienbett möchtest du am liebsten fliehen?

Willkommen in der Welt der sensorischen (Über-) Empfindlichkeiten, die bei ADHS und Autismus häufig auftreten.

Neurodivergente Menschen nehmen sensorische Reize oft intensiver wahr, was dann schnell zu Überforderung und zusätzlichem Stress führen kann.

Dein Gehirn verarbeitet diese Eindrücke einfach anders und intensiver – und das erklärt, warum du manchmal bereits nach einem Supermarktbesuch völlig erschöpft bist.

Alltagstipps gegen sensorische Überlastung

Die gute Nachricht: Es gibt viele Möglichkeiten, wie du besser mit diesen Herausforderungen umgehen kannst.

Bewährte Strategien sind etwa der Einsatz von Kopfhörern mit Geräuschunterdrückung in lauten Umgebungen oder einfache In-ear-pods, das Tragen von Sonnenbrillen bei grellem Licht oder spezielle Kleidung, die bequem und sensorisch angenehm ist.
Einige Mütter, dazu zähle ich mich auch, profitieren von der Lieblingsmusik im Hintergrund oder auf dem Ohr.

Auch kleine und vor allem regelmäßige Pausen in ruhigen Umgebungen helfen dir dabei, deine Sinne wieder in Balance zu bringen. Versuche außerdem, deine Umgebung bewusst zu gestalten – gedimmtes Licht, angenehme Düfte und eine übersichtliche, ordentliche Umgebung können Wunder wirken, um sensorische Belastungen zu reduzieren.

Den Kindern – und auch den Eltern – können außerdem Fidget-Spielzeuge helfen, um der Reizüberflutung entgegenzuwirken. Beliebt bei uns ist kinetischer Sand, Knet-Radiergummis, Haarbänder am Unterarm oder glatte Steine.

Notiere dir, welche Strategien dir Pausen, Ruhe und Erholung schaffen:

Ja, ich erwähnte vorhin die ordentliche Umgebung. Da möchte ich kurz näher drauf eingehen. So kriegst du das nämlich auch bei dir hin:

Ruhezonen und Entspannungsstrategien schaffen

Eine der wirkungsvollsten Maßnahmen gegen sensorische Überflutung ist es, gezielt Ruhezonen in deinem Zuhause einzurichten. Das kann ein gemütlicher Sessel in einer ruhigen Ecke sein, ein extra eingerichteter Raum oder eine Ecke, die du bewusst reizarm hältst.

Wichtig ist, dass du diesen Ort mit Dingen ausstattest, die dich beruhigen – weiche Decken, gedämpfte Beleuchtung, vielleicht beruhigende Musik oder Naturgeräusche. Entspannungstechniken wie Atemübungen, Meditation oder einfache Achtsamkeitspraktiken helfen dir zusätzlich, deinen Geist zur Ruhe kommen zu lassen. Je regelmäßiger du dir bewusst diese Auszeiten gönnst, desto besser wirst du mit alltäglichen sensorischen Herausforderungen umgehen können.

So eine Ecke einzurichten, kann ganz schön schwierig sein. Scheu dich daher nicht und bitte aktiv um Hilfe, um diese Ecke freizuräumen oder zusätzlichen Stauraum für mehr Platz zu integrieren.

<u>Übrigens</u>: Auch deine (neurodivergenten) Kinder profitieren von eigenen Ruhezonen, die reizarm gestaltet sind.

♥

Kapitel 5: Emotionale Regulation und mentale Gesundheit

Unsere mentale Gesundheit ist ein Schatz, den es zu hüten gilt. Mütter mit AuDHS sind häufig von Selbstzweifeln geplagt, nicht selten schlägt das Imposter-Syndrom den rechten Haken direkt in die Magengrube und Versagensängste tanzen Rumba in unserem Kopf.

Über das Imposter-Syndrom

Wer am Hochstapler-Syndrom, auch Impostor-Syndrom genannt, leidet, zweifelt seine eigene (berufliche) Leistung an. Viele Betroffene halten sich irrtümlich selbst für inkompetent, da sie glauben, sie hätten ihren Job nicht verdient oder nur durch Glück erhalten. Sie sind voller Selbstzweifel und sehen oft gar nicht, was sie erreicht haben. Sie glauben, sie seien trotz Erfolg nicht gut genug. Das Imposter-Syndrom wird u.a. durch Leistungsdruck im Elternhaus begünstigt. Außerdem sind Betroffene häufig sehr perfektionistisch. Die Problematik dabei ist, dass einige Menschen vor lauter Angst zu versagen, gar nicht erst mit Aufgaben anfangen oder, um sie perfekt zu 150%

Das kann beim Imposter-Syndrom helfen
- ✓ Mindset stärken mit Erfolgstagebuch
- ✓ Gespräche mit Anderen für realistische Einschätzungen seiner Leistung
- ✓ Komplimente annehmen und nicht abschmettern
- ✓ Therapeutische Begleitung

Umgang mit intensiven Emotionen: Strategien und Techniken

Emotionale Intensität gehört für viele neurodivergente Mütter zum Alltag – Gefühle scheinen oft plötzlich und stark aufzutreten, manchmal scheinbar ohne Grund. Doch jede Emotion hat ihre Berechtigung. Der Schlüssel liegt darin, einen Umgang mit ihnen zu finden, der für dich funktioniert.

Praktische Techniken wie ein Gefühlstagebuch, indem du Gefühle, Auslöser und Reaktionen notierst, helfen dir, Muster zu erkennen.

Atemübungen, wie die „Boxatmung", bei der du bewusst vier Sekunden ein- und ausatmest, bringen dich in akuten Situationen zurück ins Gleichgewicht. Auch Gummibänder am Arm oder scharfe Bonbons im Mund können dir helfen, dich besser zu spüren.

Darüber hinaus zeigt sich in der Praxis, dass kreative Aktivitäten wie Zeichnen, Fotografieren, Schreiben oder Musik hören oft helfen, intensiven Gefühlen einen Kanal zu bieten und sie leichter zu verarbeiten.

Emotionale Dysregulation - zu viele unkontrollierte Emotionen

Emotionale Dysregulation ist definiert als das Problem einer Person, intensive Emotionen zu kontrollieren. Dazu gehören z.B. neben Wut auch Frustration, Trauer oder Verzweiflung. Dieses Merkmal überschneidet sich übrigens mit ADHS, Autismus oder sogar einer Borderline-Persönlichkeitsstörung. Starke Überreaktionen sind ein Zeichen für emotionale Dysregulation. Schuld daran ist der präfrontale Kortex. Der steuert nämlich unsere Gefühle und Emotionen.

Daran erkennst du eine mögliche Emotionale Dysregulation:

- ✓ Extrem starke Reaktionen überwältigen dich, die in keinster Weise dem Verhältnis bzw. dem Grund entsprechen
- ✓ Diese Überreaktionen lassen öfter mal Freundschaften oder Beziehungen zerbrechen
- ✓ Du schaffst es nicht, dich schnell zu beruhigen um aus der Gefühlsschleife auszubrechen
- ✓ Um die Gefühle besser zu kontrollieren, flüchtest du dich womöglich in eine Sucht oder verletzt dich selbst. Fälschlicherweise wird dann oft Borderline diagnostiziert
- ✓ Nach der starken Überreaktion tritt Scham ein – du weißt, dein Verhalten war wieder mal übertrieben und nicht okay und versuchst es vor dir und anderen zu rechtfertigen
- ✓ Du vermeidest Sozialkontakte. Das Gefühl der Einsamkeit nimmt dadurch zu. Ein Teufelskreis beginnt.

Keine Sorge, auch das kannst du in den Griff bekommen, wenn du daran leidest. Bestimmte Therapien können dir dabei helfen.

Umgang mit Wut als AuDHS Mutter

Woher kommt deine Wut?

Wut ist ein häufiges und dennoch oft tabuisiertes Thema bei neurodivergenten Müttern. Deine Wut entsteht oft aus einem Gefühl von Überforderung, ungerecht empfundenen Erwartungen, sensorischer Überlastung oder nicht erfüllten Bedürfnissen. Außerdem hast du ein Problem mit deiner Impulskontrolle.

Du hast vielleicht gelernt, deine Gefühle zu unterdrücken, um den Erwartungen anderer zu entsprechen, aber diese Wut verschwindet nicht – sie staut sich an, bis sie sich plötzlich und scheinbar unkontrolliert Bahn bricht. Manchmal gefühlt aus heiterem Himmel. Das ist kein persönliches Versagen, sondern ein verständlicher Ausdruck von Frustration und emotionaler Belastung.

Strategien, um mit deiner Wut umzugehen

1. **Frühzeitig wahrnehmen**: Lerne, die körperlichen Signale deiner Wut frühzeitig zu erkennen, z.b. Muskelanspannung, Herzrasen, Kurzatmigkeit oder schneller Atem. Selten kommt die Wut aus dem Nichts, es gibt oft stille und kleine Anzeichen.

2. **Konstruktive Kommunikation**: Übe, deine Gefühle und Bedürfnisse klar auszudrücken, bevor deine Wut explodiert. So kannst du Konflikte vorbeugen. „Mama braucht jetzt 10 Minuten Pause" oder „Ich habe nur noch Kraft bis 19 Uhr, um die Kinder ins Bett zu bringen" können dir und deiner Familie helfen.

3. **Emotionale Ventile**: Nutze gesunde Wege, um Wut abzubauen, etwa körperliche Aktivitäten wie Laufen, Boxen oder Tanzen. Ein Spaziergang in der Natur wirkt schon Wunder.

4. **Achtsamkeit und Atemtechniken**: Praktiziere bewusstes Atmen und Achtsamkeit, um akut deine Emotionen herunterzufahren und dich zu beruhigen. Auch ein starker Beckenboden gibt dir körperlichen und emotionalen Halt.

5. **Sichere Rückzugsorte schaffen**: Richte dir bewusst Räume oder Zeiten ein, in denen du dich

zurückziehen kannst, um dich emotional zu
regulieren.

Praxisbeispiele für den Umgang mit deiner Wut:

- ✓ Nimm dir kurze Auszeiten (5–10 Minuten), wenn du merkst, dass deine Wut ansteigt.
- ✓ Führe ein „Wut-Tagebuch", um Muster und Trigger besser zu verstehen.
- ✓ Kommuniziere offen mit deiner Familie, wann du eine Pause brauchst. Auch Kinder können das durchaus verstehen.
- ✓ Etabliere feste Rituale zur Stressbewältigung, wie tägliche Bewegung oder ein Buch lesen.
- ✓ Setze dir realistische Ziele und akzeptiere, dass es Tage gibt, an denen du weniger leisten kannst. Notfalls sagst du Termine auch mal ab, bevor du aus Überforderung ausrastest.

Reflektiere für dich:

- Was sind typische Auslöser für meine Wut?
- Wie fühlt sich Wut in meinem Körper an?
- Welche kleinen Schritte kann ich konkret gehen, um meine Wut frühzeitig zu regulieren?

Studien belegen, dass neurodivergente Mütter häufiger von mentalen Gesundheitsproblemen wie Angst, Depression und Burnout betroffen sind.

Eine Studie aus dem Jahr 2021 des amerikanischen „Journal of Autism and Developmental Disorders" beweist beispielsweise, dass bis zu 60 % der autistischen Frauen im Erwachsenenalter Symptome von Angststörungen und Depressionen berichten.

Ähnliche Zahlen finden sich bei ADHS-betroffenen Müttern in einer Studie von „Frontiers in Psychiatry" (2022), die hervorhebt, dass ADHS-betroffene Frauen aufgrund von Masking und gesellschaftlichen Erwartungen besonders anfällig für psychische Belastungen sind.

Eine weitere aktuelle Studie (Journal of Attention Disorders, 2023) fand heraus, dass neurodivergente Mütter, die Zugang zu regelmäßiger therapeutischer Unterstützung und unterstützenden sozialen Netzwerken hatten, signifikant geringere Raten von Depressionen und Burnout aufwiesen. Das zeigt uns den Nutzen von frühzeitiger und regelmäßiger Unterstützung, damit wir unsere mentale Gesundheit langfristig fördern und stabilisieren können.

Selbstfürsorge: Achtsamkeit und Mitgefühl für sich selbst

Selbstfürsorge ist nicht nur ein heißes Bad oder eine kurze Kaffee-Pause – es ist eine bestimmte Haltung der Achtsamkeit und Wertschätzung dir selbst gegenüber.

Gerade als neurodivergente Mutter ist es wichtig, dir bewusst Zeit und Raum für Selbstfürsorge zu nehmen.

Praktische Methoden sind beispielsweise die Etablierung von täglichen Mini-Auszeiten, bewusste Achtsamkeitsübungen wie Meditation oder einfache Rituale, die dir helfen, dich auf dein Wohlbefinden zu fokussieren.

Eine weitere bewährte Technik ist die „Selbstmitgefühls-Pause": Nimm dir bewusst Zeit, atme tief durch und sage dir innerlich, dass du dein Bestes gibst und dass es vollkommen okay ist, unperfekt zu sein. Sprich innerlich mit dir wie mit deiner Freundin.

Wiederholtes Üben von Selbstmitgefühl reduziert nachweislich Stress und stabilisiert langfristig dein emotionales Wohlbefinden.

Denk daran: Selbstfürsorge ist nicht egoistisch, sondern notwendig, um langfristig gesund und stabil zu bleiben.

❤

Kapitel 6: Mutterschaft zwischen Chaos und Perfektion

Herausforderungen in der Erziehung mit ADHS/Autismus
Als Mutter mit AuDHS kennst du das wahrscheinlich: Einerseits verstehst du dein neurodivergentes Kind vielleicht besonders gut und intuitiv, andererseits ist es für dich oft doppelt so schwer, den Alltag zu strukturieren und allen Bedürfnissen gerecht zu werden, da du an der Belastungsgrenze stehst.

Du kämpfst möglicherweise täglich mit der inneren Zerrissenheit, einerseits authentisch zu sein um dem Kind ein Vorbild zu sein. Und andererseits sollst du den gesellschaftlichen Erwartungen entsprechen.

Es ist schwer, Strategien zu finden, die sowohl zu deinem Kind als auch zu dir passen. Vor allem wenn mehrere Kinder im Haus leben.

Nutze visuelle Hilfsmittel und klare, verständliche Regeln, um für beide Seiten Sicherheit und Struktur zu schaffen. Diese Klarheit wirkt im Familienverbund unterstützend und auch die Kinder profitieren davon.

Reflektiere kurz deine drei größten Probleme, die du als Mutter hast und notiere sie:

Perfektionismus und Loslassen lernen

Perfektionismus ist oft dein heimlicher Begleiter. Du willst es unbedingt richtigmachen und strengst dich an, alle Erwartungen zu erfüllen – von dir selbst und von anderen. Doch dein Gehirn arbeitet anders, und manchmal fühlst du dich, als würdest du ständig gegen Windmühlen kämpfen. Die gute Nachricht ist: Perfektionismus ist lernbar – und Loslassen auch. Übe, bewusst Dinge unperfekt zu lassen. Beginne klein, beispielsweise indem du bewusst eine nicht perfekte Mahlzeit (Proteine! Vitamine! Kohlenhydrate!) zubereitest oder dir erlaubst, den Haushalt nicht perfekt zu erledigen. Du wirst sehen: Die Welt dreht sich trotzdem weiter und dein Stresslevel sinkt deutlich.

Erwartungshaltungen und Stressbewältigung

Fachleute bestätigen, dass insbesondere Mütter mit ADHS und/oder Autismus erheblich stärker von Stress und Burnout betroffen sind. Dies liegt häufig an unrealistischen Erwartungshaltungen – sowohl gesellschaftlichen als auch persönlichen. Mütter, die realistischere und flexiblere Erwartungen an sich selbst und ihr Familienleben haben, sind emotional stabiler und zeigen weniger Stresssymptome.

Die drei Musketiere Achtsamkeit, realistische Selbstwahrnehmung und Selbstmitgefühl nehmen es mit der Erwartungshaltung jederzeit auf!

Warum ich als Mutter mit AuDHS gern woanders leben würde oder

Warum Adultismus und das Patriarchat uns das Leben zur Hölle machen

Seit ich Kinder habe, bemühe ich mich oft, nicht negativ in der Gesellschaft aufzufallen. Wie anders das Gefühl aber doch ist, wenn wir auf Reisen sind! In diesen Reiseländern sind die Kinder willkommen, wildfremde Menschen nehmen Anteil und unterstützen mich ungefragt. Kaum zuhause, versuche ich uns im Alltag zwischen Erwachsenen unsichtbar werden zu lassen. Das funktioniert meist aber nicht.

Woran liegt das bloß? Ich habe zu einem Blogartikel recherchiert und siehe da, es gibt mehrere Gründe. Beispielsweise die strenge Erziehung von Kindern im Dritten Reich nach dem Elternhandbuch von Johanna Haarer. Einige Sachen wurden da über Generationen weitergegeben. Dazu kommt der herrschende Adultismus in unserer

Gesellschaft, gepaart mit dem Problem des Ableismus und den Gesellschaftsstrukturen.

Und klar, da könnte ich noch mehr Dinge nennen, aber darum soll es im Detail in diesem Buch gar nicht gehen. Natalie Klüver hat beispielsweise dazu ein gutes Buch geschrieben, „Deutschland, ein kinderfeindliches Land", das empfehle ich bei Interesse zum Thema weiter.

Uff, das war jetzt alles viel und klingt komplex. Keine Bange, ich löse sofort auf.

Adultismus beschreibt die Haltung, dass Kinder weniger wert sind als Erwachsene, ihre Bedürfnisse weniger wichtig und ihre Stimmen weniger gehört werden müssen. Als neurodivergente Mutter hast du wahrscheinlich oft das Gefühl, dass von dir erwartet wird, deine Kinder möglichst schnell zu „funktionierenden" Erwachsenen heranzuziehen.

Dieses Denken erzeugt Druck und Konflikte, da es oft deinen natürlichen Instinkten und den Bedürfnissen deiner Kinder widerspricht.

Dein Kind tut sich weh und der Opa ruft „Nichts passiert, das tut doch gar nicht weh!". Doch, es hat sich wehgetan.

Auch schön, die Annahme, dass du dein Baby verwöhnst, wenn du auf sein Weinen reagierst.

Das sind nur kleine Beispiele im Alltag, die in gehäufter Anzahl ordentlich Druck bei uns Müttern aufbauen.

Konkrete Beispiele für Adultismus:

1. „Kinder sollten gesehen, aber nicht gehört werden."

2. Erwachsene entscheiden immer besser, was gut für das Kind ist.
3. Kindermeinungen zählen weniger als die von Erwachsenen.
4. Gefühle und Probleme von Kindern werden als unwichtig abgetan („Stell dich nicht so an").
5. Erwachsene erwarten von Kindern Respekt, zeigen diesen aber selten zurück.
6. Kinder müssen sich Erwachsenenbedürfnissen und -zeitplänen stets anpassen.
7. Kinder werden oft unterbrochen oder nicht ernst genommen, wenn sie sprechen.
8. Erwachsene halten häufig ohne Erlaubnis Kinder fest oder berühren sie ungefragt.
9. Fehler von Erwachsenen werden entschuldigt, Fehler von Kindern bestraft.
10. Erwachsene setzen ihre Vorstellungen und Erwartungen ohne Rücksicht auf individuelle Bedürfnisse des Kindes durch.

Hinzu kommt das Patriarchat, das traditionelle Rollenbilder und Erwartungen an Frauen und Mütter zementiert. Als Frau sollst du möglichst perfekt funktionieren, Haus, Kinder und Job problemlos bewältigen und dabei natürlich stets freundlich und ausgeglichen sein.
Für neurodivergente Frauen sind diese unrealistischen gesellschaftlichen Erwartungen doppelt belastend, da sie bereits auf neuronaler Ebene Schwierigkeiten haben, diesen Ansprüchen gerecht zu werden.
Studien wie jene im "Journal of Women's Health" (2021) beweisen, dass patriarchale Strukturen und damit verbundene

Erwartungen zu erhöhtem Stress, Burnout und mentalen Gesundheitsproblemen bei Frauen bzw. Müttern führen.

Beispiele für veraltete Rollenbilder im Patriarchat:

1. Frauen sind für Haushalt und Kinderbetreuung verantwortlich, Männer für das Geldverdienen.
2. Eine „gute Mutter" opfert sich vollständig für ihre Familie auf.
3. Frauen sind emotional und sensibel, Männer rational und stark.
4. Mädchen sollten zurückhaltend und höflich sein, Jungs dürfen wild und laut sein.
5. Frauen müssen sich hübsch machen und Männer beeindrucken.
6. Karriereorientierte Frauen gelten als egoistisch, karriereorientierte Männer als ehrgeizig.
7. Frauen sind zuständig für die emotionale Arbeit in Beziehungen, Männer für rationale Entscheidungen.
8. Eine alleinstehende Frau wird bemitleidet, ein alleinstehender Mann bewundert.
9. Mütter sollen stets ausgeglichen und geduldig sein.
10. Männer, die Haushalt oder Kinder übernehmen, gelten bei uns als außergewöhnlich und besonders.

Um mit diesen überholten Mustern umzugehen, hilft es, sich dieser bewusst zu werden und aktiv gegenzusteuern.

Hinterfrage daher, welche Erwartungen du übernommen hast und entscheide dich klar für Werte, die dir und deiner Familie letztlich guttun.

Verbünde dich mit anderen Müttern, tauscht euch aus und stärkt euch gegenseitig den Rücken. Denn gemeinsam lässt sich viel leichter erkennen, dass nicht du das Problem bist, sondern das System, das dich in eine unrealistische Rolle drängt.

Am Ende möchte ich dich einladen, folgende Fragen zu reflektieren:

- In welchen Momenten spüre ich den Druck von Adultismus und patriarchalen Erwartungen besonders?
- Wie beeinflussen diese Strukturen meinen Umgang mit meinen Kindern?
- Welche kleinen Schritte kann ich heute gehen, um mich von diesen belastenden Mustern zu befreien?

Gerade stereotype Vorstellungen von Geschlechtern erschweren die rechtzeitige und korrekte Diagnose von neurodivergenten Mädchen. Daher werden heutzutage die Frauen erst im Erwachsenenalter korrekt diagnostiziert, da sie als Kind übersehen wurden – bis auf wenige Ausnahmen.

Jungen mit intensiven einseitigen Interessen wie Kränen oder Dinosauriern gelten schnell als auffällig oder autistisch – Mädchen, die sich dafür intensiv für Pferde interessieren, werden als „typische Pferdemädchen" belächelt und nicht weiter untersucht. Ist ja typisch für Mädchen, nicht?

Hyperaktive Jungen fallen auf und werden häufig getestet – ruhige verträumte Mädchen hingegen, die sich nach innen zurückziehen, werden als „brav" und „pflegeleicht" beschrieben und ihre ADHS-Symptome übersehen. Mädchen sind eben verträumt.

Jungen mit sozialer Zurückhaltung werden oft frühzeitig beobachtet – bei Mädchen wird ähnliche Zurückhaltung oft als „Schüchternheit" romantisiert. Wie niedlich und typisch Mädchen, nicht wahr?!

Jungen, die Schwierigkeiten mit emotionaler Regulation zeigen, erhalten schneller therapeutische Unterstützung – bei Mädchen werden ähnliche Verhaltensweisen oft als „typisch emotionales Mädchenverhalten" eingeordnet. Natürlich sind die Hormone oder Vorbild Frau Mama an diesem Gezicke schuld!

Jungen mit starken sensorischen Empfindlichkeiten werden eher diagnostiziert – Mädchen, die sensorische Probleme haben, gelten häufig als „überempfindlich" oder „kompliziert" und nicht als möglicherweise neurodivergent.
Ihnen werden dann andere Störungen diagnostiziert und vor ihnen liegt möglicherweise ein langer therapeutischer Weg voller Fehldiagnosen.

♥

Kapitel 7: Beziehungen pflegen und soziales Umfeld stärken

Wir alle wissen, Beziehungen erfordern harte Arbeit. Leider ist es als Mutter so schon nicht einfach, und viele Frauen mit einer Neurodiversität haben dazu auch noch eine andere Selbstwahrnehmung. Das erschwert oft das Beziehungsleben auf jeder Ebene.

Partnerbeziehungen mit neurodivergentem Hintergrund

In einer Beziehung, in der eine oder beide Personen neurodivergent sind, gibt es viele Herausforderungen, aber auch Chancen. Wichtig sind offene Kommunikation und gegenseitiges Verständnis für die Besonderheiten des Partners. Aber dazu müssen wir lernen, Gefühle und Gedanken in Worte zu fassen, ohne dass wir den Partner mit dem Presslufthammer überrollen. Dazu möchte ich dich einladen, über gewaltfreie Kommunikation zu lesen. Das gelingt in der Praxis natürlich nicht immer, freundlich auf dieser Ebene zu kommunizieren, aber es kann besser werden.

Weitere Tipps, um eine komplexe Beziehung zu pflegen

- ✓ Nutzt regelmäßige „Check-ins", um Bedürfnisse klar zu kommunizieren.
- ✓ Schafft Rituale, die euch Sicherheit, Nähe und Orientierung bieten, wie feste Date-Nights.
- ✓ Nutzt schriftliche Kommunikation, wenn verbale Gespräche schwierig sind.
- ✓ Lernt die „Liebessprache" eures Partners kennen. Nicht jeder Mensch zeigt auf die gleiche Weise seine Liebe.
- ✓ Sprecht offen über sensorische Bedürfnisse, etwa Berührungen oder Rückzugsmöglichkeiten.
- ✓ Nutzt gemeinsame Kalender oder Apps, um Termine und Verpflichtungen transparent zu halten.

Was fällt dir spontan ein, um eure Beziehung positiver zu gestalten?

Freundschaften: Authentisch sein und Grenzen setzen

Als neurodivergente Mutter kann es schwierig sein, Freundschaften aufrechtzuerhalten, besonders, wenn soziale Interaktionen anstrengend sind. Authentizität und klare Grenzen helfen dir, Beziehungen gesund zu gestalten.

Praxisbeispiele:

1. Sage offen, wenn du Zeit für dich brauchst oder eine Pause vom sozialen Kontakt.
2. Suche bewusst Freundschaften zu Menschen, die deine Neurodivergenz akzeptieren und wertschätzen.
3. Finde alternative Wege, um Freundschaften zu pflegen, z.B. online, wenn Treffen zu anstrengend sind.
4. Kommuniziere klar, welche Aktivitäten für dich angenehm sind und welche nicht.
5. Nutze visuelle Erinnerungen oder Kalender, um Treffen zu organisieren und Stress zu reduzieren.
6. Reduziere Kontakte, die dir nicht guttun. Du bist niemanden etwas schuldig.
7. Verbinde soziale Interaktionen mit nützlichen Aktivitäten wie zusammen spazieren gehen (Bewegung tut gut!) oder gemeinsam für die Kinder kochen – so machst du eine Win-Win-Situation daraus!

Darum ist ein Netzwerk für dich so wichtig

Wissenschaftliche Studien belegen, wie wichtig ein unterstützendes soziales Netzwerk gerade für neurodivergente Personen ist. Dazu zeigt eine Studie der University of California (2021), dass neurodivergente Frauen, die Unterstützung durch Freundschaften und Familie erfahren, weniger anfällig für Depressionen und Angstzustände sind. Aufbau und Pflege eines solchen Netzwerks sind wichtig für deine mentale und emotionale Gesundheit. Das geht nicht über Nacht, das braucht Zeit.

Praxisbeispiele:

- ✓ Werde aktiv Teil von Selbsthilfegruppen für neurodivergente Mütter, online oder lokal.
- ✓ Hole gezielt Unterstützung bei Familienangehörigen oder anderen vertrauten Personen in deinem Umfeld ein, indem du deine Bedürfnisse klar kommunizierst.
- ✓ Organisiere regelmäßig kleine Treffen mit Freunden oder Familie, die stressfrei sind (jeder bringt Essen mit).
- ✓ Nutze Online-Netzwerke und Communities für Austausch und Tipps.
- ✓ Baue dir eine „Unterstützungsliste" auf, die dir im Krisenfall konkret helfen kann.

Reflektiere abschließend folgende Fragen für dich:

- • Welche Beziehungen in meinem Umfeld tun mir gut, welche nicht?
- • Wie kann ich meine sozialen Kontakte besser an meine Bedürfnisse anpassen?
- • Welche konkreten Schritte kann ich unternehmen, um mein Netzwerk bewusster aufzubauen?

♥

Kapitel 8: Beruf, Familie und Selbstverwirklichung - Work-Life-Balance für neurodivergente Mütter

Ja, der Begriff „Work-Life-Balance" klingt an dieser Stelle wie ein schlechter Scherz – vor allem, wenn du dich fühlst wie ein Jongleur auf Rollschuhen mit 25 Bällen unterschiedlicher Größe. Aber keine Sorge: Balance ist möglich, auch wenn das für Andere oft aussieht wie kontrolliertes Chaos. Aber wir müssen ja damit leben, nicht wahr?

Tipps und Beispiele:

1. Setze Prioritäten – nicht alles verdient die gleiche Aufmerksamkeit.
2. Etabliere klare Arbeitszeiten und halte sie konsequent ein.
3. Delegiere Aufgaben (ja, du darfst andere um Hilfe bitten!).
4. Nutze deine Hochleistungsphasen gezielt für komplexe Aufgaben.
5. Plane bewusste Pausen ein, um Überlastung zu vermeiden.
6. Arbeite mit Zeitfenstern, nicht gegen sie – nutze Timer.
7. Lerne „Nein" zu sagen, ohne dich schuldig zu fühlen.

Strategien für Karriere und persönliche Entwicklung
Berufliche Weiterentwicklung kann sich für neurodivergente Mütter anfühlen wie ein Marathon. Doch mit Humor, Struktur und realistischen Erwartungen ist vieles machbar.

Tipps und Beispiele:

1. Erkenne und nutze deine neurodivergenten Stärken, z.B. Kreativität oder Detailgenauigkeit.

2. Suche bewusst nach Arbeitgebern, die Neurodiversität wertschätzen und unterstützen.
3. Baue dir ein Netzwerk auf, das dir Rückhalt und Inspiration bietet.
4. Nutze flexible Arbeitsmodelle (Homeoffice, Gleitzeit) gezielt.
5. Setze dir kleine, erreichbare Ziele, um Frustration zu vermeiden.
6. Nimm an Weiterbildungen teil, die dich wirklich interessieren und weiterbringen.
7. Entwickle Routinen, die dir helfen, auch an schwierigen Tagen produktiv zu bleiben.
8. Eventuell macht im Einzelfall ein Jobwechsel oder gar Berufswechsel Sinn.

Coaching, Mentoring und Therapie

Mutmachende Studien belegen, dass professionelle Unterstützung gerade neurodivergenten Menschen dabei hilft, Herausforderungen im Alltag und Beruf besser zu meistern. Die Studie der Harvard Business Review (2022) bestätigt, dass neurodivergente Frauen durch gezielte Coachings und Mentorings deutlich höhere Erfolgsquoten in Beruf und persönlicher Entwicklung aufweisen.

- ✓ Suche gezielt nach Coaches oder Therapeut:innen, die Erfahrung mit Neurodiversität haben. Überprüfe auf Seriosität.
- ✓ Nutze Online-Angebote oder Kurse, wenn persönliche Termine schwierig sind.
- ✓ Überlege, ob eine Kombination aus Therapie und Coaching sinnvoll für dich ist.
- ✓ Baue regelmäßig Check-ins mit Mentor:innen ein, um deine Entwicklung zu reflektieren.

- ✓ Nutze Workshops und Gruppenangebote, um von anderen neurodivergenten Menschen zu lernen.
- ✓ Erstelle mit Hilfe eines Coaches einen realistischen, individuellen Entwicklungsplan.
- ✓ Lass dich durch Erfolgsgeschichten anderer neurodivergenter Mütter inspirieren – du bist nicht allein!
- ✓ Im Gegenzug – lass sich nicht von anderen verunsichern. Die Mama auf Instagram mit ADHS hat vielleicht eine Putzhilfe und die Oma hilft bei der Kinderbetreuung aus. Jede Familie ist anders und damit auch die Chancen und Gegebenheiten!

Einige Denkanreize für dich:

- Welche meiner Stärken nutze ich bisher noch zu wenig?
- Wo könnte ich gezielt um Unterstützung bitten?
- Welche konkreten Schritte gehe ich heute, um meine persönliche und berufliche Balance zu verbessern?
- Wie würden andere mich beschreiben?

Geeignete Berufe finden für Mütter mit ADHS und Autismus

Mütter mit ADHS und Autismus sind meist besonders in Berufen erfolgreich, die ihre Stärken wie Kreativität, analytisches Denken, Genauigkeit oder empathische Kommunikation nutzen.
Berufe im kreativen Bereich wie Grafikdesign, Schreiben oder Marketing sind ebenso geeignet wie analytische Tätigkeiten in der IT, Forschung oder Wissenschaft.

Auch Coaching, Therapie oder soziale Berufe, bei denen Empathie und Feinfühligkeit gefragt sind, bieten gute Chancen. Laut einer Studie der University of Michigan (2021) sind neurodivergente Frauen in kreativen und analytischen Bereichen signifikant mehr zufrieden und leistungsfähig.

> „Ich selbst habe einen beeindruckenden Lebenslauf und mich in neue Themengebiete und Berufsfelder schnell eingearbeitet. So habe ich rasch neue Aufgaben übertragen bekommen. Meist endete das dann im Burnout. Mittlerweile habe ich den passenden Beruf für mich gefunden, und, Spoiler, es ist nicht der erlernte Ausbildungsberuf."

Einige Beispiele für passende Berufe:
1. Schreibberufe und Lektorat
2. Grafikdesign oder Illustration
3. IT-Entwicklung und IT-Beratung
4. Forschungsberufe und wissenschaftliche Assistenz
5. Coaching und therapeutische Berufe
6. Social Media Management und Online-Marketing
7. Projektmanagement mit klar definierten Strukturen

Selbstständigkeit bietet neurodivergenten Müttern Flexibilität und Freiheit, birgt aber auch Risiken wie Burnout. Die Gefahr, sich zu übernehmen, ist groß, besonders, wenn klare Strukturen fehlen. Eine Studie des Forbes-Magazins (2022) zeigt, dass neurodivergente Unternehmerinnen besonders dann erfolgreich sind, wenn sie gezielt auf Unterstützung und Coaching setzen.

Tipps und Beispiele:

1. Setze klare Grenzen zwischen Arbeit und Freizeit – vor allem im Homeoffice.
2. Erstelle dir feste Strukturen und Routinen.
3. Delegiere bewusst Aufgaben, die dir schwerfallen.
4. Baue dir ein unterstützendes Netzwerk auf.
5. Nutze digitale Tools zur Organisation und Planung.
6. Plane regelmäßige Auszeiten und Urlaubstage fest ein.
7. Hol dir bei Bedarf professionelle Beratung und Unterstützung.

Burnout und Autistischer Burnout – Risiken und Prävention
Neurodivergente Mütter sind häufig von Burnouts betroffen, besonders aufgrund der permanenten Belastung durch Masking, sensorische Überlastung und hohe Erwartungen. Ein Autistischer Burnout äußert sich besonders durch starke Erschöpfung, Verlust bisheriger Fähigkeiten und sozialer Rückzug.

Präventiv wirken regelmäßige Auszeiten, Unterstützung und Therapie.

Das kannst du selbst tun:

- ✓ Achte auf frühe Anzeichen von Erschöpfung.
- ✓ Plane bewusst regelmäßige Pausen im Alltag.
- ✓ Suche dir professionelle Unterstützung.
- ✓ Kommuniziere offen über deine Belastungsgrenzen.
- ✓ Schaffe eine reizarme Umgebung zur Regeneration.
- ✓ Praktiziere regelmäßig Achtsamkeits- und Entspannungstechniken.
- ✓ Setze realistische Erwartungen und sei nachsichtig mit dir.
- ✓ Geh früher ins Bett. Doomscrolling ist weder produktiv noch entspannend.
- ✓ Nutze ärztliche Hilfe, z.B. bei Schlafproblemen (bedeutet noch mehr Erschöpfung).
- ✓ Versuche, öfter mal etwas zu tun, was dir wirklich Spaß macht.
- ✓ Prüfe deine Beziehungen in Partnerschaft, Freundschaft und Job regelmäßig darauf, wie gut sie dir tun.

Vereinbarkeit gibt es nicht – das Leben ist ein Kompromiss

Machen wir uns nichts vor: Perfekte Vereinbarkeit von Familie und Beruf existiert nicht, erst recht nicht für neurodivergente Familien. Eine Familie, besonders eine neurodivergente, bräuchte ein ganzes Dorf an Unterstützung, um den täglichen Herausforderungen gerecht zu werden.

Akzeptiere, dass Kompromisse nötig sind und dass das völlig in Ordnung ist. Das Leben muss nicht perfekt sein, um glücklich zu machen.

Kapitel 9: Gesundheit und Wohlbefinden langfristig sichern

Bei Müttern mit AuDHS bleibt die Gesundheit ohne ausreichende Unterstützung häufig auf der Strecke. Das muss nicht so bleiben, ich möchte dir hier einige Anregungen mitgeben, die du einfach umsetzen kannst.

Körperliche Gesundheit: Ernährung, Schlaf und Bewegung
Hand aufs Herz: Als neurodivergente Mutter steht deine eigene Gesundheit vermutlich oft an letzter Stelle. Doch genau das solltest du ändern – denn dein körperliches Wohlbefinden ist die Basis, auf der dein Alltag steht oder fällt.
Studien belegen, dass neurodivergente Personen oft unter chronischem Stress und Überforderung leiden, was wiederum die körperliche Gesundheit stark beeinträchtigt.

Hier folgen zehn praxisnahe Tipps für deine Gesundheit:

1. Plane, wenn möglich Mahlzeiten möglichst im Voraus, um impulsives Essverhalten zu vermeiden.
2. Beziehe deine Familie mit Essenswünschen immer mit ein.
3. Koche für mehrere Tage vor (Nudeln, Kartoffeln, Reis).
4. Halte gesunde Snacks griffbereit, um Heißhungerattacken vorzubeugen.
5. Nutze Apps, die dich regelmäßig an Trinkpausen erinnern.
6. Setze dir konkrete, erreichbare Ziele für Bewegung (z.B. tägliche kurze Spaziergänge).

7. Verbinde Bewegung mit Routinen, wie z.B. kurze Dehnübungen morgens oder abends.
8. Schaffe dir eine angenehme Schlafumgebung, etwa mit schweren Decken oder verdunkelten Vorhängen und Spezialkissen.
9. Verabrede dich zum Sport mit Freunden oder Partner – gemeinsam fällt es leichter.
10. Keine Zeit für Sport? Tanzen mit den Kindern im Wohnzimmer zum Lieblingssong zählt auch und macht allen Spaß.
11. Nutze Ernährungstagebücher oder Apps, um dir über dein Essverhalten bewusst zu werden.
12. Lass bei den Routinekontrollen beim Arzt immer noch zusätzlich wichtige Vitamine oder Mineralstoffe im Blut bestimmen, um Defizite aufzudecken. Das gilt vor allem für Personen, die unter Erschöpfung leiden.

Gesundheitliche Vorsorge bei ADHS und Autismus

Eine Studie des American Journal of Psychiatry (2022) belegt, dass insbesondere Menschen mit ADHS und Autismus anfällig sind für ein erhöhtes Risiko für chronische Erkrankungen wie Diabetes, Herz-Kreislauf-Probleme und Übergewicht.
Gründe hierfür sind unter anderem Impulsivität beim Essen, Schwierigkeiten bei der Selbstregulation und sensorische Reize, die eine ausgewogene gesunde Ernährung erschweren.

Gerade bei neurodivergenten Frauen treten häufig Essstörungen wie Bulimie, Magersucht, ARFID (selektive Essstörung) oder Binge Eating auf.

Tipps basierend auf Studienergebnissen:

1. Achte auf eine ausgewogene Ernährung, die deine sensorischen Vorlieben berücksichtigt.
2. Kaufe Safe Food immer auf Vorrat (für die ganze Familie).
3. Führe regelmäßige Vorsorgeuntersuchungen durch. Plane dazu am besten am Anfang des Jahres einen Tag ein, an dem du Termine vereinbarst. Vielerorts kannst du online Termine buchen.
4. Sprich offen mit deinem Arzt über deine neurodivergenten Bedürfnisse. Nimmt er sie nicht ernst, überlege, ob diese Fachkraft die richtige für dich ist.
5. Informiere dich über Nahrungsergänzungsmittel, die bei neurodivergenten Personen hilfreich sein können. Fachärzte können dich dazu beraten.
6. Versuche, Bewegung als natürlichen Stimmungsregulator einzubauen.
7. Nutze Erinnerungsfunktionen oder Timer, um regelmäßige Essenszeiten einzuhalten.
8. Praktiziere regelmäßig Achtsamkeitsübungen, um Stress abzubauen. Das ist für jeden individuell: Einige hören Musik, andere machen Yoga, der nächste tanzt oder geht in die Natur.
9. Sprich gezielt mit Ernährungsexperten, die sich mit Problemen der Neurodivergenz auskennen.
10. Pflege ein positives Verhältnis zum Essen und vermeide rigide Diäten. Eventuell benötigst du hierfür auch professionelle Unterstützung.

11. Vermeide Lebensmittel, die du nicht verträgst. Das klingt einfach, aber wie oft habe ich zum Beispiel Brot und Nudeln gegessen, weil das zum Alltag gehört und danach furchtbare Bauchschmerzen gehabt! *Spoiler: Ich vertrage kein Gluten, lebe seit zwei Jahren ohne und mein Reizdarm ist Geschichte. Aber Verzicht ist mühsam, verdammt!*

Umgang mit Begleiterkrankungen (z.B. Fibromyalgie)
Als neurodivergente Mutter weißt du vielleicht aus eigener Erfahrung, dass Begleiterkrankungen wie Fibromyalgie, chronische Erschöpfung oder Autoimmunerkrankungen nicht selten sind. Studien der National Fibromyalgia Association (2021) belegen auch in diesem Fall, dass es Überschneidungen zwischen Neurodivergenz und solchen Erkrankungen gibt, was deinen Alltag weiter erschwert. Wichtig für dich ist, diese Zusammenhänge zu verstehen.

Hier folgen zehn konkrete Tipps, um mit Begleiterkrankungen besser klarzukommen:

1. Führe ein Symptom-Tagebuch, um deine Beschwerden besser nachvollziehen zu können. Klingt mühsam, gibt es aber auch als App.
2. Kommuniziere offen und ehrlich mit deinem sozialen Umfeld über deine Einschränkungen.
3. Finde Ärzte oder Therapeuten, die dich ernst nehmen.
4. Nutze Hilfsmittel, die deinen Alltag erleichtern, etwa ergonomische Möbel oder Küchengeräte. Notfalls wird umgeräumt *(Juhu, Dopamin!)*

5. Schränke dich nicht ein, um es anderen recht zu machen. Sei unbequem – du hast ein Anrecht auf Unterstützung und ein gutes Leben.
6. Nutze unterstützende Maßnahmen wie Physiotherapie, Ergotherapie oder alternative Heilmethoden.
7. Lass dir vom Arzt Wärme- oder Kälteanwendungen oder Massagen verschreiben, um Symptome zu lindern.
8. Vernetze dich mit anderen Betroffenen zum Austausch und für emotionale Unterstützung.
9. Setze klare Grenzen und bleib beim Nein, um Überforderung vorzubeugen.
10. Akzeptiere deine eigenen Grenzen und sei gnädig mit dir – du musst nicht alles schaffen.

Abschließend lade ich dich ein, diese Fragen für dich zu reflektieren:

- Welche meiner gesundheitlichen Bedürfnisse vernachlässige ich bisher?
- Welche kleinen Schritte könnte ich ab heute für mein körperliches Wohlbefinden gehen?
- Welche Unterstützung könnte mir helfen, langfristig gesund zu bleiben?

Gut zu wissen: Gefahr der Insulinresistenz und deren Folgen
Insulinresistenz ist ein häufig übersehenes Problem bei neurodivergenten Personen, insbesondere bei ADHS. Schuld daran ist dopamingesteuertes Essverhalten ohne ausreichende Verdauuungspausen (immer wieder snacken ohne Pausen von mindestens vier Stunden).

Leider musste ich auch in den sauren Apfel beißen und meine Insulinresistenz mit Medikamenten behandeln lassen. Durch vorangegangene Essstörungen war da nichts mehr zu machen mit „gesunder Ernährung"."

Forschungsergebnisse, unter anderem von der American Diabetes Association (2022), zeigen, dass neurodivergente Frauen ein erhöhtes Risiko für die Entwicklung von Insulinresistenz aufweisen. Stress, Schlafmangel und eine unausgewogene Ernährung fördern diese Entwicklung zusätzlich. Insulinresistenz kann langfristig zu Diabetes Typ 2, Herz-Kreislauf-Erkrankungen und Übergewicht führen.

Meist nehmen Betroffene bei normalem Essverhalten nicht mehr gut ab, obwohl Ernährung und Bewegung angepasst wurde. Stattdessen nehmen sie stetig an Gewicht zu. Das kann auch andere Gründe haben, sollte aber ärztlich abgeklärt werden.

Tipps zur Prävention und Umgang:

1. Meide stark verarbeitete Lebensmittel.
2. Setze auf eine gesunde und für dich passende Ernährung mit Ballaststoffen und viel Protein.
3. Integriere Bewegung bewusst in deinen Alltag, um deinen Blutzuckerspiegel zu regulieren.
4. Lass regelmäßig deine Blutzuckerwerte beim Arzt überprüfen.
5. Informiere dich über das Thema Insulinresistenz und Ernährung.
6. Vermeide längere Phasen des Fastens und damit u. U. Heißhungerattacken.
7. Sorge für ausreichenden und regelmäßigen Schlaf.
8. Nutze in Rücksprache mit einem Arzt bei Bedarf Blutzuckermessgeräte, um deinen Blutzucker regelmäßig zu kontrollieren.
9. Lass eine Blutuntersuchung machen, bei der die Werte für Insulinresistenz geprüft werden.
10. Informiere dich zum Thema „Hafertage", um deinen Körper zu entlasten.
11. Bei bestätigter Insulinresistenz können Medikamente helfen. Sprich deinen Arzt darauf an.
12. Suche professionelle Ernährungsberatung bei Verdacht auf Insulinresistenz.
13. Mache Esspausen von mindestens 4 Stunden. Darunter fallen auch Kaffee mit Milch oder Saftschorle (Milch- und Fruchtzucker!).
14. Damit dein Blutzucker beim Essen nicht durch die Decke schießt, achte auf genügend Eiweiß und gesunde Fette.

15. Das Dessert gibt es direkt nach dem Essen, Kaffee und Kuchen zwei Stunden später lassen wir dafür ausfallen. So vermeiden wir die Achterbahnfahrt unserer Blutzuckerkurve.
16. Smoothies können wahre Zuckerbomben sein.

Höherer Nährstoffbedarf bei Neurodivergenz

Studien belegen, dass neurodivergente Personen häufig einen höheren Bedarf an bestimmten Nährstoffen wie Omega-3-Fettsäuren, Vitamin D, B-Vitaminen und Mineralstoffen wie Magnesium und Zink haben.

Diese Nährstoffe unterstützen nachweislich die Gehirnfunktion, die emotionale Regulation und die allgemeine Gesundheit, was besonders bei ADHS und Autismus von Bedeutung ist (Journal of Nutritional Science, 2021).

Tipps zur optimalen Versorgung:

1. Ergänze deine Ernährung gezielt mit Omega-3-Fettsäuren (z.B. durch fetten Fisch, Algenöl).
2. Kontrolliere regelmäßig bei deinem Arzt deinen Vitamin-D-Spiegel und supplementiere bei Bedarf.
3. Nutze – wenn verträglich - Vollkornprodukte und Hülsenfrüchte für eine ausreichende Vitamin-B-Versorgung.
4. Nach Schwangerschaften und durch Stress kann ein Vitamin-B-Defizit vorhanden sein.
5. Achte auf Lebensmittel reich an Magnesium wie grünes Blattgemüse, Nüsse und Samen.
6. Prüfe, ob eine Supplementierung von Zink sinnvoll ist (z.B. über Kürbiskerne oder Präparate).
7. Nutze Proteinquellen, um eine ausreichende Nährstoffdichte zu erreichen.

8. In Deutschland herrscht Selenmangel, daraus kann u.a. ein Schilddrüsenproblem entstehen. Überprüfe den Selenstatus auch bei Haarausfall und Hautproblemen.

9. Vermeide extreme Ernährungsformen, die zu Nährstoffmängeln führen könnten.

10. Bei einer Essstörung oder einseitigen Ernährung sollten in Rücksprache mit dem Arzt zusätzliche Nährstoffe supplementiert werden.

11. Konsultiere Ernährungsberater- oder Mediziner, die mit Neurodivergenz vertraut sind.

12. Prüfe regelmäßig deine Blutwerte auf Nährstoffmängel.

13. Höre auch immer auf deinen Körper und achte darauf, welche Lebensmittel dir guttun und welche nicht.

14. Zucker ist kein Teufelszeug. Im Gegenteil, das Gehirn benötigt Zucker, um gut zu funktionieren. Die Menge macht letztlich das Gift.

15. Good to know: Einige Süßstoffe und Zuckeraustauschstoffe können bei übermäßigem Verzehr den Darm oder das Mikrobiom beschädigen. Achte bei Reizdarm darauf.

♥

Kapitel 10: Empowerment – Selbstbestimmt und stolz leben

Neurodiversität positiv gestalten und akzeptieren

Du bist neurodivergent – und das ist wunderbar. Es gibt bestimmt Tage, an denen du das bezweifelst, doch genau dann ist es wichtig, dich daran zu erinnern, dass deine Besonderheiten viele einzigartige Stärken mit sich bringen.

Du bist einzigartig – dein wohltuendes Selbstbild

1. Konzentriere dich auf deine Stärken wie Kreativität, Intuition und Leidenschaft.
2. Umgebe dich bewusst mit Menschen, die deine Einzigartigkeit schätzen.
3. Feiere kleine und große Erfolge bewusst und regelmäßig.
4. Entwickle positive Glaubenssätze, die dich stärkt.
5. Lerne, deine Eigenheiten offen und humorvoll zu kommunizieren.
6. Nutze deine Erfahrungen, um anderen Mut zu machen.
7. Suche gezielt nach Erfolgsgeschichten anderer neurodivergenter Frauen.
8. Setze realistische Erwartungen und akzeptiere, dass dein Weg einzigartig ist.
9. Verabschiede dich von Perfektion und begrüße bewusst das authentische Leben.
10. Nimm dir regelmäßig Zeit für bewusste Selbstreflexion und Wertschätzung.

Neurodivergenz ist meist nicht nur ein persönliches Merkmal –
es ist häufig auch direkt ein ganzer Familienwert.

Das kann euch entweder bereichern oder völlig aus der Bahn
werfen. Wir sind pro Bereicherung, daher:
Zeige deinen Kindern, dass Vielfalt normal, wertvoll und
bereichernd ist, schenke ihnen Selbstbewusstsein und innere
Stärke.
Du gibst ihnen die Freiheit, authentisch zu sein und
unterstützt sie dabei, ein gesundes Selbstbild aufzubauen. Das
ist nicht immer einfach, da auch wir impulsgesteuert sind das
mit der Selbstregulation oft nicht so hinhaut. Aber wir fangen
klein an.

Einige Tipps, wie du deine Kinder stärken kannst:

1. Kommuniziere offen und altersgerecht über
   Neurodiversität und Anderssein. Dazu eignen sich
   tolle Kinderbücher.
2. Feiere bewusst die individuellen Stärken jedes
   Familienmitglieds.
3. Schaffe zuhause eine Atmosphäre der Akzeptanz und
   Offenheit und des Vertrauens.
4. Nutze sowohl Kinderbücher als auch Medien, die
   Neurodiversität positiv darstellen.
5. Unterstütze deine Kinder darin, ihre Gefühle und
   Bedürfnisse klar auszudrücken. Reflektiere ihre
   Gefühle („Du bist gerade
   traurig/wütend/enttäuscht...).
6. Biete Hilfe an, ohne deine Kinder dabei zu
   bevormunden. Ich sag nur: Hausaufgaben.

7. Fördere Selbstständigkeit und Selbstvertrauen durch altersgerechte Aufgaben im Haushalt.
8. Reflektiert gemeinsam über Herausforderungen und Erfolge.
9. Setze dich aktiv gegen Mobbing oder Diskriminierung ein.
10. Lästere in Gegenwart der Kinder nicht über andere.
11. Etabliere verlässliche Routinen in eurem Haushalt.
12. Erkläre die Regeln bei Notwendigkeit auch Besuchskindern, falls dein Kind die Regeln nicht durchsetzen kann (z.B. kein Zutritt in Zimmer der Geschwister).
13. Sei konsequent aber fair. Kinder verlassen sich auf gesagte Dinge.
14. Jüngere Kinder im Spektrum brauchen mehr Unterstützung als Gleichaltrige. Akzeptiere das und biete Hilfe an.
15. Erlebt zusammen aktive Familienzeit. Müll und Wäscheberge können noch einen Tag warten.
16. Gestalte einen Wochenplan, bei dem Kinder mithelfen können und sollen (Müll rausbringen, Geschirr abräumen, beim Einkauf helfen usw.)
17. Jedes Familienmitglied darf sich fünf Wünsche fürs Jahr aufschreiben. Mindestens einer sollte für jedes Familienmitglied erfüllt werden, sofern das realistische Wünsche sind. So fühlt sich jeder gesehen.
18. Ein Hobby oder eine Sportart kann für neue Freundschaften sorgen. Gut eignen sich Schnuppertage. Aber nicht jedes Kind möchte so etwas ausprobieren.

19. Sensorische Hilfsmittel nutzen, damit sich Kinder in ihrem Zimmer bzw. in der Wohnung wohlfühlen können.
20. Erfolgstagebuch mit dem Kind führen.
21. Wertfreier Austausch mit dem Kind ohne Druck zu erzeugen.
22. Lernmethoden und Lernort anpassen und flexibel bleiben. Kinder können auf dem Boden genauso lernen wie am Tisch.
23. Unterstützung bei der Selbstorganisation mithilfe von Checklisten oder visuellen Planern.
24. Regelmäßiger Austausch mit Schule oder Kindergarten. Eventuell Nachteilsausgleich beantragen für Chancengleichheit.
25. Kinder immer wieder nach ihrer Meinung zu altersgerechten Themen fragen und sie miteinbeziehen. Sei interessiert an deinem Kind: Das funktioniert mit einfachen Fragen wie „Welche Superkraft wünscht du dir manchmal und warum?" oder „Worin bist du richtig gut oder welches Talent kannst du anderen beibringen?".

Community und Aktivismus: Sich vernetzen und sichtbar werden

Du musst nicht alles allein schaffen. In einer Gemeinschaft unter Gleichgesinnten findest du Verständnis, Inspiration und wertvolle Unterstützung. Du hast die Kraft, nicht nur dein eigenes Leben, sondern auch das Leben anderer positiv zu beeinflussen.

Tipps zur aktiven Vernetzung und zum Engagement:

- ✓ Werde Mitglied in Online-Communities und Selbsthilfegruppen.
- ✓ Besuche Workshops oder Vorträge zu Neurodiversität.
- ✓ Nutze Social Media, um deine Erfahrungen zu teilen und Austausch zu ermöglichen.
- ✓ Setze dich lokal und online aktiv für neurodivergente Themen ein.
- ✓ Veranstalte oder nimm an Treffen und Austauschmöglichkeiten teil.
- ✓ Unterstütze Projekte oder Initiativen, die Neurodiversität fördern.
- ✓ Teile deine Geschichte, um andere zu ermutigen und zu inspirieren.
- ✓ Engagiere dich in der Elternarbeit, um Schulen und Institutionen für Neurodiversität zu sensibilisieren.
- ✓ Biete deine Unterstützung für neu diagnostizierte Eltern an.

Reflektiere abschließend:

- • Welche meiner neurodivergenten Eigenschaften sehe ich bereits als Stärke?
- • Wie kann ich meine Kinder konkret in ihrem neurodivergenten Selbstbild stärken?
- • Welche kleinen Schritte kann ich heute gehen, um Teil einer unterstützenden Gemeinschaft zu werden?

Kapitel 11: Beziehung zu den eigenen Eltern und Herkunftsfamilie – Herausforderungen und Lösungen für neurodivergente Mütter

Die Beziehung zu den eigenen Eltern und zur Herkunftsfamilie ist häufig kompliziert – besonders dann, wenn du neurodivergent bist. Oft ist gerade in der älteren Generation das Wissen über ADHS und Autismus begrenzt, was zu Missverständnissen, Konflikten und einer belastenden Familiendynamik führen kann.

Viele neurodivergente Frauen erzählen mir, dass sie von ihren Eltern nicht wirklich verstanden wurden.
Die Eltern sahen vielleicht nur das „schwierige Kind", ohne zu erkennen, dass ihr Verhalten durch neurodivergente Merkmale verursacht wurde.
Diese Erfahrungen aus der Kindheit prägen oft bis ins Erwachsenenalter und beeinflussen dein Selbstbild und deine Fähigkeit, gesunde Beziehungen aufzubauen und zu halten.

Ein besonders sensibles Thema ist, deinen Eltern mitzuteilen, dass du selbst neurodivergent bist. Das kann auf Unverständnis, Schuldgefühle oder sogar Ablehnung treffen. Gleichzeitig bietet diese Offenheit aber auch die Chance auf Heilung und gegenseitiges Verständnis.

Häufig besteht die Schwierigkeit darin, alte Muster und Erwartungen aufzubrechen, die in der Familie tief verankert sind.
Vielleicht wird von dir erwartet, genauso zu funktionieren wie neurotypische Geschwister oder Familienmitglieder. Du fühlst dich dadurch vielleicht immer wieder falsch oder nicht gut

genug. Solche Situationen erfordern eine bewusste Abgrenzung und eine gezielte Kommunikation deiner Bedürfnisse.

Tipps für neurodivergente Mütter im Umgang mit der Herkunftsfamilie

1. Umgang mit mangelndem Verständnis der Eltern für Neurodivergenz

- ✓ Versuche, das Thema mit neutralen und sachlichen Informationen zu erklären.
- ✓ Nutze Bücher oder Artikel, um deine Eltern aufzuklären.
- ✓ Suche bei Bedarf Unterstützung durch Fachpersonen, die deinen Eltern helfen können, die Situation besser zu verstehen.
- ✓ Wähle bewusst ruhige Momente für Gespräche, um Konflikte zu vermeiden.
- ✓ Setze klare Grenzen, wenn Gespräche emotional belastend werden.
- ✓ Schreibe einen Brief, wenn ein direktes Gespräch zu schwierig ist.
- ✓ Akzeptiere bitte, dass nicht alle Menschen – auch nicht die eigenen Eltern - Verständnis entwickeln können oder wollen.
- ✓ Schütze dich emotional, indem du die Erwartungen an die Reaktion deiner Eltern realistisch hältst.
- ✓ Fokussiere dich auf dein eigenes Wohlbefinden, statt ständig um Verständnis zu kämpfen.
- ✓ Suche dir ein unterstützendes Netzwerk außerhalb deiner Familie.

2. Verarbeitung negativer Kindheitserfahrungen und Traumata

- ✓ Hol dir professionelle Unterstützung durch Therapie oder Coaching.
- ✓ Führe Tagebuch, um deine Erfahrungen emotional zu verarbeiten.
- ✓ Erkenne und anerkenne deine Gefühle, statt sie zu verdrängen.
- ✓ Setze dich bewusst mit deinen Erinnerungen auseinander, um deren Einfluss auf dein heutiges Leben zu verstehen.
- ✓ Erstelle eine persönliche „Heilungsliste" mit Aktivitäten, die dir helfen, emotional gesund zu bleiben.
- ✓ Sprich offen mit Menschen, denen du vertraust, über deine Erfahrungen.
- ✓ Nutze kreative Methoden wie Kunst oder Schreiben, um deine Gefühle auszudrücken.
- ✓ Arbeite an deiner emotionalen Selbstregulation durch Achtsamkeit oder Meditation.
- ✓ Versuche, deinen Eltern gegenüber klare Grenzen zu setzen, um dich zu schützen.
- ✓ Akzeptiere, dass Heilung ein langfristiger Prozess ist, und gib dir dafür Zeit.

3. Kommunikation der eigenen Diagnose an die Eltern

- ✓ Informiere dich zunächst umfassend, um Fragen deiner Eltern kompetent beantworten zu können.
- ✓ Erwarte nicht sofort Verständnis oder Akzeptanz – gib ihnen Zeit.
- ✓ Wähle einen neutralen Rahmen für das Gespräch, um Eskalationen vorzubeugen.

- ✓ Formuliere klar, dass es nicht um Schuldzuweisungen geht, sondern um gegenseitiges Verständnis.
- ✓ Erkläre, was diese Diagnose konkret für dich und dein Leben bedeutet.
- ✓ Teile persönliche Erfahrungen und Beispiele, um das Verständnis zu erleichtern.
- ✓ Biete deinen Eltern konkrete Hilfestellungen und Quellen zur Weiterbildung an.

4. Auflösung alter Muster und Erwartungen der Herkunftsfamilie

- ✓ Identifiziere bewusst belastende Muster in deiner Familie.
- ✓ Erarbeite neue, gesündere Verhaltensweisen für dich und deine Familie.
- ✓ Sei klar und konsequent in der Durchsetzung neuer Grenzen.
- ✓ Erkläre ruhig, warum bestimmte Erwartungen für dich nicht erfüllbar sind.
- ✓ Reflektiere regelmäßig, welche alten Muster dich besonders belasten, um aktiv gegenzusteuern.
- ✓ Lass dich nicht durch Schuldgefühle manipulieren, alte Muster beizubehalten.
- ✓ Nutze bewusst positives Selbstgespräch, um dein Selbstwertgefühl zu stärken.
- ✓ Sei geduldig mit dir selbst und gib dir Zeit, neue, gesündere Gewohnheiten zu etablieren.

5. Grenzen setzen gegenüber den eigenen Eltern und anderen Personen

- ✓ Erkenne und benenne deine persönlichen Grenzen klar.
- ✓ Kommuniziere diese Grenzen ruhig und deutlich gegenüber deinen Eltern.
- ✓ Bleibe konsequent und setze deine Grenzen immer wieder durch.
- ✓ Nutze einfache, klare Sprache ohne Rechtfertigung oder lange Erklärungen.
- ✓ Akzeptiere, dass es Widerstand gegen deine Grenzen geben könnte – sei darauf vorbereitet.
- ✓ Erstelle einen Notfallplan für schwierige Situationen (z.B. Familienfeiern), in denen deine Grenzen getestet werden.
- ✓ Erinnere dich regelmäßig daran, dass deine Grenzen dein gutes Recht sind.

♥

Kapitel 12: Beziehung und Umgang mit neurodivergenten Kindern – Unterstützung und Förderung durch neurodivergente Mütter

Die Beziehung zu deinen eigenen Kindern ist wunderschön, aber gleichzeitig oft sehr komplex.

Viele Mütter leiden unter starken Schuldgefühlen und Selbstzweifeln. Gedanken wie „Bin ich Schuld, dass mein Kind auch neurodivergent ist?" oder „Mache ich genug, um mein Kind optimal zu fördern?" sind belastend und beeinflussen das Wohlbefinden erheblich. Nicht selten flippen wir völlig aus, da wir unsere eigenen Bedürfnisse als Mutter massiv herunterschrauben müssen. Bekommen wir keine Unterstützung oder wissen nicht um die Diagnose, befindet sich bald die Familie in einem Teufelskreis.

Mach dir bewusst, dass Neurodivergenz keine Schuldfrage ist, sondern zumeist eine genetische Veranlagung.

Bildungseinrichtungen für Kinder
Ein weiterer großer Streitpunkt dreht rund um Schule und Bildung.

Gerade neurodivergente Kinder benötigen oft spezielle Unterstützung und Verständnis, das viele Schulen meist nicht abfangen können. Die Zusammenarbeit mit Lehrern und Schulpersonal ist häufig schwierig, vor allem, wenn diese nicht ausreichend über Neurodivergenz informiert sind und du nicht gut kommunizieren kannst. Die direkte Art, die Mütter mit AuDHS an den Tag legen, kann manchmal missverstanden werden.
Deine Aufgabe als Mutter (es kann auch die Aufgabe des Partners sein bzw. beider Eltern) ist es, sowohl dein Kind zu stärken als auch die Lehrer zu sensibilisieren – eine Aufgabe, die viel Kraft erfordert.

Wichtig ist, dein Kind darin zu bestärken, sich selbst so anzunehmen, wie es ist. Darüber haben wir bereits kurz gesprochen. Selbstwertgefühl und Selbstakzeptanz sind die größten Geschenke, die du deinem Kind machen kannst. Es braucht von dir die Botschaft, dass es genau richtig ist, so wie es ist, und dass es wertvoll und geliebt wird – unabhängig davon, wie stark es den gesellschaftlichen Erwartungen entspricht.

Geschwisterdynamiken innerhalb neurodivergenter Familien bringen zusätzliche Spannung ins Spiel. Oft fühlen sich neurotypische Geschwister benachteiligt oder haben Schwierigkeiten, Verständnis für ihre neurodivergenten Geschwister aufzubringen. Sind die Geschwister auch im Spektrum, geht's zuhause manchmal rund.

Hier braucht es bewusste und offene Kommunikation, um ein harmonisches Familienleben zu gestalten. Und ja, dass das immer gelingt, ist ein Trugschluss.

Noch mehr Tipps für neurodivergente Mütter

1. Besonderheiten der Erziehung, wenn Mutter und Kind neurodivergent sind

- Nutze gemeinsame Routinen, die euch beiden helfen, Struktur und Sicherheit zu finden.
- Erkläre deinem Kind offen <u>deine</u> eigenen Herausforderungen und Stärken.
- Führe klare Kommunikationsregeln ein, um Missverständnisse zu vermeiden.
- Entwickle gemeinsam visuelle Hilfen, die euch beiden den Alltag erleichtern.
- Teile deinem Kind klar mit, dass es okay ist, Grenzen zu setzen und Ruhezeiten einzufordern.
- Fördere gezielt emotionale Intelligenz, um soziale Interaktionen zu erleichtern.
- Übe gemeinsam Strategien zur Emotionsregulation, wie Atmung oder Achtsamkeit.

- Ermutige dein Kind zu offener Kommunikation über seine Gefühle und Bedürfnisse.
- Nutze kreative Methoden, um gemeinsame Aktivitäten zu gestalten, die beiden guttun.
- Achte bewusst auf deine und die Grenzen deines Kindes und respektiere sie.

2. Umgang mit Schuldgefühlen („Bin ich Schuld an der Neurodivergenz meines Kindes?")

- Informiere dich umfassend über die genetische Grundlage von Neurodivergenz.
- Nutze Selbsthilfematerialien oder Therapie, um mit Schuldgefühlen umzugehen.
- Erkenne, welche positiven Eigenschaften dein Kind durch Neurodivergenz besitzt.
- Tausche dich mit anderen neurodivergenten Eltern aus, um Unterstützung zu erfahren.
- Arbeite gezielt an deiner emotionalen Selbstregulation.
- Verinnerliche, dass du nicht schuld bist, sondern du deinem Kind besonders gut helfen kannst.
- Sprich offen und ehrlich mit deinem Kind darüber, wenn es alt genug ist.
- Versuche, realistische Erwartungen an dich selbst als Mutter zu haben.

3. Schule und neurodivergente Kinder: Herausforderung und Strategien

Ich möchte im Vorfeld betonen, dass vielleicht nicht alle Punkte machbar sind. Das sind nur Beispiele, letztlich ist das immer sehr individuell.

- Suche frühzeitig das Gespräch mit Lehrern und Betreuern, um Verständnis zu schaffen.
- Informiere bei Interesse das Schulpersonal mit einfachen Materialien über Neurodivergenz.
- Beantrage rechtzeitig notwendige Nachteilsausgleiche oder Fördermaßnahmen.
- Kommuniziere klar, welche Unterstützung dein Kind in der Schule braucht.
- Entwickle einen individuellen Schulplan gemeinsam mit Lehrern und Therapeuten.
- Nutze gezielt visuelle Hilfsmittel zur Tagesstrukturierung.
- Ermutige dein Kind zu offenen Gesprächen über Schwierigkeiten in der Schule.
- Vernetze dich mit anderen betroffenen Eltern, um gemeinsam Lösungen zu finden.
- Unterstütze dein Kind in seinen Interessen und Stärken, auch außerhalb der Schule.
- Sorge in Absprache mit Lehrern dafür, dass dein Kind in der Schule regelmäßige Pausen und Rückzugsorte hat.

4. Förderung von Selbstwertgefühl und Akzeptanz bei neurodivergenten Kindern: 10 Punkte die du wissen solltest

- Bestärke dein Kind regelmäßig darin, dass es gut und richtig ist, so wie es ist.
- Ermutige dein Kind, seine Stärken und Talente bewusst wahrzunehmen.
- Lobe gezielt den <u>Einsatz</u> und nicht nur die Leistung.
- Vermittle deinem Kind, dass Fehler machen erlaubt und wertvoll ist.

- Ermögliche regelmäßig Momente, in denen dein Kind stolz auf sich sein kann.
- Zeige selbst Akzeptanz und Offenheit gegenüber deiner eigenen Neurodivergenz.
- Fördere bewusst soziale Kontakte, die dein Kind in seinem Wesen bestärken.
- Sprich offen mit deinem Kind über Neurodivergenz als wertvollen Teil seiner Identität.
- Nutze Bücher und Medien, die Neurodivergenz positiv darstellen.
- Lehre deinem Kind Strategien, um selbstbewusst auf Diskriminierung zu reagieren.

5. Geschwisterdynamik bei neurodivergenten Familien

- Kommuniziere offen und altersgerecht über Neurodivergenz innerhalb der Familie.
- Erkläre Geschwistern die Besonderheiten und Bedürfnisse des neurodivergenten Kindes.
- Sorge regelmäßig für individuelle Zeit mit jedem Kind.
- Schaffe bewusst Räume und Zeiten, in denen jedes Kind seine eigenen Bedürfnisse erfüllen kann.
- Achte auf eine faire und offene Kommunikation, um Eifersucht oder Konflikte zu reduzieren.
- Nutze klare Familienregeln und Grenzen, die für alle Kinder gelten.
- Erkläre allen Kindern, dass Unterschiedlichkeit etwas Normales und Wertvolles ist.
- Beobachte die Dynamiken aktiv, um bei Konflikten frühzeitig eingreifen zu können.
- Hol dir bei Bedarf professionelle Unterstützung oder Familienberatung.

Kapitel 13: Umgang mit Krisen und Notfällen – Strategien für neurodivergente Mütter

Neurodivergente Mütter erleben im Alltag häufig Situationen, in denen sie akut überfordert sind und an ihre Grenzen stoßen. Solche Krisen können durch sensorische Überlastung, emotionale Erschöpfung oder unerwartete Veränderungen im Tagesablauf ausgelöst werden. Gerade in stressigen Situationen oder Notfällen fühlen sich neurodivergente Mütter schnell überfordert, was zu Panik, emotionalen Ausbrüchen oder starkem Rückzug führen kann. Es ist daher wichtig für dich, präventive Strategien zu entwickeln und zu lernen, Krisen frühzeitig zu erkennen und effektiv zu managen.

Erkenne, wenn der Overload zu groß wird. Das heißt, wenn sensorische Reize zu stark werden. Menschen im Spektrum leiden unter einer sogenannten Reizfilterschwäche.

Sie können äußerliche Reize nicht filtern wie neurotypische Menschen. Dazu gehört neben kratzigen Klamotten, blendender Sonne auch die Erfahrung neuer Situationen, Feierlichkeiten oder unbekannte Umgebungen. Ist der Overload zu groß, kann das auch zu einem Meltdown führen.

Dazu ist es wichtig, dass du Stresstrigger für dich ausfindig machst. Das können profane Dinge sein wie Terminausfall, Terminverschiebung, unangemeldeter Besuch, Eskalation bei Geschwisterstreit, Kind verweigert sich vernünftiger Argumentation, plötzlicher Ausfall durch Geschäftsreise des Partners oder Essensverweigerung des Kindes sein.

Überlege, was dich triggert, zu übersteigerten Emotionen und Reaktionen führt. Ein grober Überblick reicht erstmal.

Das triggert mich und sorgt für extreme Reaktionen oder Überforderung

Strategien für akute Überforderungssituationen

1. Ziehe dich bewusst zurück in einen ruhigen, reizarmen Raum. Glaub mir, es ist besser, kurz ins Bad zu gehen statt die Kinder in Grund und Boden zu brüllen.

2. Versuche in diesen Minuten, wieder zu dir zu kommen. Schreib auf, was dich belastet, höre gute Musik oder lies einige Zeilen. Manchmal hilft es, das Waschbecken zu putzen.

3. Überlege dir, wie du dich in den Situationen als Kind gefühlt hast und was du dir gewünscht hättest (Triggeralarm).

4. Atme tief und bewusst, um deinen Stresspegel zu reduzieren.

5. Informiere vertraute Personen frühzeitig, dass du Unterstützung benötigst.

6. Erstelle eine klare Schritt-für-Schritt-Anleitung für Krisensituationen. Die kann sehr individuell sein.

7. Nutze Notfallkarten, auf denen hilfreiche Strategien oder Kontakte notiert sind.

8. Halte eine „Notfallbox" mit beruhigenden Gegenständen bereit (z.B. Kopfhörer, Stressbälle).

9. Akzeptiere, dass du in Krisensituationen weniger leisten kannst und es völlig okay ist.

10. Setze dir bewusst Grenzen, um dich nicht weiter zu überfordern.

11. Erkenne frühzeitig deine körperlichen und emotionalen Signale für Überforderung.

12. Führe regelmäßige Selbst-Checks durch, um deine Ressourcen im Blick zu behalten.

13. Ist die Erschöpfung sehr groß, kann es dir helfen, dass die Kinder an diesem Tag von einer Freundin oder den Großeltern betreut werden.

Umgang mit Meltdowns (eigene und der Kinder)

Im Meltdown, einem Zusammenbruch, verlieren Betroffene die Möglichkeit zur Selbstregulation, meist geschieht das aus einem vorhergegangenen Overload (s.o.). Menschen im Meltdown können ihre Handlungen nicht kontrollieren. Ein Meltdown ist impulsiver Ausbruch mit viel Emotionalität. Symptome sind u.a. lautes Schreien, Weinen, Selbstverletzung und aggressive Verhaltensweisen gegenüber anderen Menschen.

Einige Menschen brauchen während eines Meltdowns Hilfe und Unterstützung, um sich zu beruhigen. Dabei sollte man die betroffene Person nicht ungewollt berühren oder verbal angreifen.

Kann der Meltdown nicht reguliert werden, kann ein sogenannter Shutdown folgen. Dazu komme ich später. Hier kommen einige Tipps im Umgang mit Meltdowns.

1. Bleib ruhig und akzeptiere den Meltdown als Ausdruck von Überforderung.
2. Sorge für eine sichere Umgebung ohne zusätzliche Reize. Stehst du mit Kind im Supermarkt, schirme es ab oder gehe hinaus. Gib dem Kind Zeit. Ignoriere die Menschen um euch herum.
3. Vermeide es, während des Meltdowns viele Fragen zu stellen.
4. Setze visuelle Hilfsmittel ein, die dir oder deinem Kind helfen, sich zu beruhigen. Das kann ein kurzes Video auf deinem Handy sein (altersgerecht).

5. Nutze beruhigende Techniken, wie ruhiges Atmen oder sanfte Berührungen, wenn möglich.
6. Sprich erst nach dem Meltdown über Ursachen und mögliche Strategien für die Zukunft.
7. Biete nach dem Meltdown eine ruhige Erholungsphase an.
8. Biete später Safe Food und eine beruhigende Tätigkeit wie Hörspiel hören an.
9. Informiere dein Umfeld darüber, wie ein Meltdown aussieht und wie sie helfen können.
10. Erstelle gemeinsam mit deinem Kind einen Meltdown-Notfallplan, wenn es alt genug ist.
11. Nutze bei Bedarf professionelle Unterstützung, um mit der emotionalen Belastung umzugehen.

Das ist ein Shutdown

Ein Shutdown (Deutsch: Abschalten) gehört, wie der Meltdown auch, zu einer extremen Überlastungsreaktion autistischer Menschen.
Der Shutdown kann eine Folge von Overload oder Meltdown sein.
Die Person zieht sich in sich zurück und wirkt apathisch. Auch die Kommunikationsfähigkeit ist stark eingeschränkt, die Person fühlt sich dazu oft sehr geschwächt. Manchmal verstummen Betroffene komplett. Während eines Shutdown brauchen Menschen Möglichkeiten zur Regeneration.

Hilfenetzwerke und Notfallpläne im Krisenfall

Ein Notfall kann immer eintreten. Da ist es gut, sich vorab Gedanken zu machen. Der Notfallplan gilt nicht nur für plötzliche Unfälle, sondern auch im Falle einer starken Überforderung und damit verbundenen Problemen:

1. Identifiziere klare Ansprechpartner für Notfälle (Familie, Freunde, Fachpersonen) für die Familie.
2. Erstelle eine Kontaktliste, die du im Notfall schnell erreichen kannst.
3. Entwickle einen klaren Notfallplan mit konkreten Handlungsschritten.
4. Vernetze dich aktiv mit Selbsthilfegruppen und Beratungsstellen.
5. Informiere medizinische Fachpersonen über deine Bedürfnisse.
6. Halte immer Notfallkontakte griffbereit (z.B. auf dem Handy oder Kühlschrank).
7. Baue dir ein Netzwerk aus Personen auf, die dich in Notfällen unterstützen können.
8. Kläre dein Umfeld auf, wie sie im Krisenfall helfen können.

Erkennen, wann professionelle Unterstützung notwendig wird

- ✓ Achte auf Signale wie langanhaltende Erschöpfung oder depressive Verstimmungen.
- ✓ Nimm alle Gefühle der Überforderung ernst und zögere nicht, Hilfe zu holen.
- ✓ Hol dir frühzeitig Rat, auch wenn du dir unsicher bist, ob dies notwendig ist.
- ✓ Wisse, dass professionelle Hilfe kein Zeichen von Schwäche ist.
- ✓ Sprich offen mit vertrauten Personen, um deine Situation besser einschätzen zu können.
- ✓ Nutze Beratungsangebote oder Hotlines in akuten Krisen.

✓ Erstelle eine Liste mit Therapeuten und Fachpersonen, die du bei Bedarf kontaktieren kannst.

✓ Wende dich notfalls an deinen Hausarzt.

✓ Sei offen und ehrlich gegenüber Fachpersonen über deine aktuelle Situation. Es ist keine Schande, Hilfe zu benötigen!

Umgang mit plötzlichen Änderungen im Familienleben (z.B. Krankheit, Trennung, Umzug)

1. Kommuniziere offen und frühzeitig mit allen Familienmitgliedern über Veränderungen.

2. Nutze visuelle Hilfen wie Bilderbücher, um Veränderungen verständlicher zu machen.

3. Halte so viele Routinen wie möglich bei, um Stabilität zu bieten.

4. Gib dir und deiner Familie ausreichend Zeit, sich an Veränderungen zu gewöhnen.

5. Informiere Schule oder Kindergarten frühzeitig über Veränderungen.

6. Hol dir bei Bedarf professionelle Unterstützung oder wende dich an die Familienberatung.

7. Versuche, in dieser Situation Flexibilität einzukalkulieren, gerade was Termine angeht.

8. Ermutige deine Familie, offen über Ängste und Sorgen zu sprechen und gemeinsam Lösungen zu finden.

♥

Kapitel 14: Selbstreflexion und Identitätsfindung – Wer bin ich als neurodivergente Frau und Mutter?

Die Diagnose AuDHS als erwachsene Frau und Mutter zu erhalten, ist meist ein Wendepunkt im Leben.
Plötzlich werden viele Verhaltensweisen und Erfahrungen erklärbar, für einen selbst und für andere. Und gleichzeitig beginnt ein intensiver Prozess der Selbstfindung und Selbstreflexion. Viele Frauen berichten, dass sie durch ihre Diagnose erstmals das Gefühl haben, sich selbst zu verstehen, gleichzeitig aber vor der Schwierigkeit stehen, ihre eigene Identität neu definieren zu müssen.

Wer bin ich eigentlich?

Neurodivergenz ist nicht nur eine Diagnose ist, sondern ein wesentlicher Teil deiner Identität, der viele Stärken und einzigartige Fähigkeiten beinhaltet.
Die Integration dieser Erkenntnis in dein Selbstbild kann zunächst schwierig sein, aber auf lange Sicht ein erfüllteres, authentisches Leben ermöglichen.
Dennoch ist es in unserer Gesellschaft häufig schwer, den Alltag „angemessen" zu bewältigen.

Dazu fühlen neurodivergente Mütter auch eine innere Zerrissenheit zwischen gesellschaftlichen Erwartungen und ihrem inneren Gefühl, nicht ganz „richtig" zu sein. Dies führt dann zu Unsicherheiten, Scham und Einsamkeit. Daher ist die bewusste Auseinandersetzung mit deiner eigenen Neurodivergenz wichtig, um innere Klarheit und Zufriedenheit zu finden. Vor allem, wenn der Prozess der Selbstreflexion beginnt (der Jahre dauern kann) und das jahrzehntelang antrainierte „Masken" – das übertünchen autistischer bzw. neurodivergenter Verhaltensweisen - mühsam abtrainiert wird.

Ein weiterer entscheidender Schritt ist der Umgang mit internalisiertem Ableismus und der unbewussten Übernahme negativer Vorurteile gegenüber dir selbst.

Hier ist ausgeprägte Selbstreflexion notwendig, um hinderliche Glaubenssätze zu erkennen und bewusst neue, positive Glaubenssätze zu entwickeln.

Wichtige Fragen und konkrete Tipps für neurodivergente Mütter

1. Verarbeitung der eigenen Diagnose (insbesondere späte Diagnose)
- Nimm dir Zeit, deine Diagnose emotional zu verarbeiten.
- Informiere dich umfassend über ADHS und/oder Autismus, um Klarheit zu schaffen.
- Suche den Austausch mit anderen neurodivergenten Frauen, um dich besser zu verstehen.
- Führe Tagebuch, um Gedanken und Gefühle zu deiner Diagnose zu reflektieren.
- Akzeptiere, dass Trauer, Wut oder Erleichterung Teil dieses Prozesses sein können.
- Nutze professionelle Unterstützung wie Therapie oder Coaching zur Verarbeitung.
- Sprich offen mit Menschen, denen du vertraust, über deine Diagnose.
- Erlaube dir, deine Vergangenheit neu zu betrachten.
- Erkenne und schätze die Stärken, die aus deiner Neurodivergenz resultieren.
- Feiere bewusst kleine Schritte und Erfolge im Umgang mit deiner Diagnose.

2. Wie finde ich meine Identität als neurodivergente Frau und Mutter?

- Erstelle eine Liste deiner persönlichen Stärken und Fähigkeiten.
- Erlaube dir bewusst, von gesellschaftlichen Erwartungen abzuweichen.
- Reflektiere regelmäßig, was für dich persönlich wichtig und wertvoll ist.
- Verbinde dich mit positiven Vorbildern aus der neurodivergenten Community.
- Entwickle klare, persönliche Ziele, die deine Bedürfnisse berücksichtigen.
- Erkenne und akzeptiere, dass es völlig okay ist, anders zu sein.
- Nutze kreative Ausdrucksformen (z.B. Kunst, Schreiben), um deine Identität zu stärken.
- Baue bewusst Aktivitäten in deinen Alltag ein, die dir Kraft geben und deine Identität stärken.
- Umgebe dich mit Menschen, die dich authentisch akzeptieren und unterstützen.

3. Strategien für gesundes Selbstbewusstsein trotz gesellschaftlicher Erwartungen

- Entwickle und praktiziere positive Selbstgespräche, die deine Stärken betonen.
- Setze klare Grenzen gegenüber gesellschaftlichen Erwartungen und Bewertungen.
- Arbeite bewusst an deiner Selbstakzeptanz durch Achtsamkeit im Alltag.
- Fokussiere dich auf deine Erfolge und ignoriere bewusst unrealistische Vergleiche.

- Entwickle Rituale der Selbstfürsorge, die dein Selbstwertgefühl stärken.
- Nutze positive Affirmationen regelmäßig in deinem Alltag.
- Vernetze dich mit Gemeinschaften, die Vielfalt wertschätzen.
- Übe, authentisch zu sein, auch wenn dies nicht allen Erwartungen entspricht.
- Reflektiere regelmäßig, welche gesellschaftlichen Erwartungen dich belasten und setze dich davon ab.
- Erkenne und akzeptiere deine Grenzen – perfektes Funktionieren ist nicht notwendig.

4. Integration von AuDHS als Teil einer positiven Selbstwahrnehmung

- Betrachte Neurodivergenz aktiv als einen wertvollen Teil deiner Persönlichkeit.
- Informiere dich über die Vorteile und Stärken neurodivergenter Menschen.
- Nutze Selbsthilfematerialien und Bücher, die Neurodivergenz positiv darstellen.
- Vernetze dich gezielt mit positiven und unterstützenden neurodivergenten Gemeinschaften.
- Übe regelmäßig, deine Bedürfnisse offen und selbstbewusst zu kommunizieren.
- Nutze kreative Wege, um deine neurodivergente Identität auszudrücken.
- Baue bewusst Stolz auf deine Besonderheiten auf, anstatt sie zu verstecken.
- Erkläre deine Neurodivergenz anderen Menschen in positiver und selbstbewusster Weise.

- Akzeptiere bewusst, dass du nicht angepasst sein musst, um glücklich und erfolgreich zu sein.

5. Umgang mit internalisiertem Ableismus (Abwertung der eigenen Neurodivergenz)

- Erkenne negative Glaubenssätze über dich selbst und deine Neurodivergenz.
- Hinterfrage und ersetze negative Gedanken durch positive Affirmationen.
- Informiere dich umfassend über Ableismus, um ihn besser zu verstehen.
- Reflektiere, welche gesellschaftlichen Vorurteile du unbewusst übernommen hast (dazu unten mehr).
- Kommuniziere bewusst wertschätzend und respektvoll über deine Neurodivergenz.
- Akzeptiere, dass Ableismus gesellschaftlich tief verwurzelt ist und du Zeit benötigst, dich davon zu lösen.
- Suche Unterstützung in einer positiven Community, um Selbstakzeptanz zu stärken.
- Gib diese wertschätzende Denkweise an deine Kinder weiter (z.B. das Wort „behindert" nicht als Beleidigung zu verwenden).

Ableistische Denkweise: Beispiele und positive Affirmationen

Hier folgen 10 Beispiele für Ableismus, kombiniert mit positiven Glaubenssätzen, die dir helfen, dich von bestimmten Vorurteilen zu lösen:

1. „Du wirkst gar nicht autistisch / hyperaktiv, du bist doch ganz normal!"
    Positiver Glaubenssatz:
    „Meine Neurodivergenz ist echt und gültig, egal ob andere sie erkennen oder verstehen."

2. „Streng dich einfach mehr an, dann klappt das schon."
    Positiver Glaubenssatz:
    „Ich gebe mein Bestes, und es ist in Ordnung, anders zu funktionieren."

3. „Du bist viel zu sensibel, reiß dich zusammen!"
    Positiver Glaubenssatz:
    „Meine Sensibilität ist eine Stärke und erlaubt mir tiefes Mitgefühl."

4. „Neurodivergenz ist doch nur eine Modeerscheinung."
    Positiver Glaubenssatz:
    „Meine Neurodivergenz ist ein Teil meiner Identität, den ich respektiere und wertschätze."

5. „Du nutzt deine Diagnose doch nur als Ausrede."
    Positiver Glaubenssatz:
    „Meine Bedürfnisse und Grenzen sind wichtig und dürfen respektiert werden."

6. „So kannst du doch kein gutes Vorbild für deine Kinder sein!"

Positiver Glaubenssatz:

„Indem ich authentisch und offen mit meiner Neurodivergenz umgehe, zeige ich meinen Kindern, dass Vielfalt wertvoll ist."

7. „Wenn du dich richtig anstrengst, kannst du doch funktionieren wie alle anderen."

Positiver Glaubenssatz:

„Ich darf meinen eigenen Weg finden – ich muss nicht wie alle anderen sein."

8. „Warum bist du immer so kompliziert?"

Positiver Glaubenssatz:

„Meine Bedürfnisse sind nicht kompliziert, sie sind menschlich und völlig legitim."

9. „Mit deinem ADHS findest du nie einen passenden Job."

Positiver Glaubenssatz:

„Es gibt viele Bereiche, in denen meine neurodivergenten Stärken besonders gefragt sind."

10. „Du bist neurodivergent, also kannst du bestimmte Dinge eben nicht erreichen."

Positiver Glaubenssatz:

„Meine Neurodivergenz eröffnet mir einzigartige Perspektiven und Wege – meine Ziele bestimme ich selbst."

♥

Kapitel 15: Umgang mit gesellschaftlichen Vorurteilen und Diskriminierung — Stärkung und Schutz für neurodivergente Mütter

Neurodivergente Mütter sehen sich oft zahlreichen gesellschaftlichen Vorurteilen und Diskriminierungen ausgesetzt. Diese reichen von subtilen Bemerkungen bis hin zu direkter Ablehnung und Herabsetzung.
Vor allem im sozialen Umfeld wie Kindergarten, Schule oder Arbeitsplatz erleben sie oft mangelndes Verständnis oder sogar offene Vorurteile, sobald sie von der Diagnose berichten. Aber auch ohne offizielle Diagnose erleben Betroffene oft Ablehnung. Die Folgen können tiefgreifend sein und reichen von emotionaler Belastung bis zu starker sozialer Isolation.

Vorurteile & Ablehnung in allen Generationen

Viele neurodivergente Mütter erzählen, dass es für sie besonders schmerzhaft ist, wenn ihre Kinder ebenfalls mit Vorurteilen konfrontiert werden.
Deshalb ist es so wichtig, dass du Wege findest, dich selbst und deine Familie vor solchen Erfahrungen zu schützen, dich selbstbewusst zu positionieren und bei Bedarf aufklärend und konstruktiv auf Diskriminierungen zu reagieren. Klingt so einfach, ist es aber in der Situation meist nicht.

Aber: Die aktive Auseinandersetzung mit dem Thema unterstützt dich, dich emotional zu schützen und macht dich auch zu einem wichtigen Vorbild für deine Kinder. Die lernen so, offen und selbstbewusst mit ihrer eigenen Neurodivergenz umzugehen.

Wichtige und konkrete Tipps für neurodivergente Mütter

1. Umgang mit Stigmatisierung (z.B. Kita, Schule, Arbeit)

- Informiere dich über die häufigsten Vorurteile, um sicher und kompetent reagieren zu können.
- Bereite kurze, klare Antworten auf häufige Vorurteile vor. Falls du die Antworten schnell vergisst, leg dir eine allgemeingültige schlagfertige Antwort für Notfälle zurecht.
- Suche bei Bedarf gezielt das Gespräch, um Missverständnisse direkt zu klären.
- Nutze zudem – wenn gewünscht - Informationsmaterialien, um andere aufzuklären und Vorurteile abzubauen.
- Setze klare Grenzen, wenn Äußerungen diskriminierend oder verletzend werden. Bist du unsicher, kannst du etwas sagen wie „Wie meinen Sie das genau?"
- Kommuniziere offen und selbstbewusst über deine Neurodivergenz – da wo es Sinn macht.
- Hol dir bei Bedarf Unterstützung durch Vorgesetzte, Lehrer oder Berater.
- Erstelle eine Liste positiver Argumente zur schnellen Nutzung.
- Suche dir Verbündete im sozialen oder beruflichen Umfeld.
- Lass dich durch negative Erlebnisse nicht entmutigen – sie sagen nichts über deinen Wert aus.

2. Strategien, um selbstbewusst Grenzen zu setzen und Vorurteile aufzuklären

- Kommuniziere klar, wenn eine Äußerung oder Handlung grenzüberschreitend ist.
- Nutze positive Selbstgespräche, um dein Selbstbewusstsein zu stärken.
- Übe, in schwierigen Situationen ruhig und sachlich zu bleiben.
- Nutze klare, wertschätzende Kommunikation, um auf Vorurteile aufmerksam zu machen.
- Erkenne und wertschätze deine eigenen Grenzen – du hast ein Recht darauf.
- Erarbeite dir einen persönlichen Kommunikationsleitfaden für herausfordernde Gespräche.
- Übe mit einer vertrauten Person, deine Meinung selbstbewusst und freundlich zu vertreten.
- Akzeptiere, dass nicht jede Person dein Handeln oder dich als Person verstehen muss – wichtig ist dein eigener innerer Frieden.

3. Umgang mit kritischen Kommentaren oder Vorurteilen aus dem sozialen Umfeld

- Reagiere klar und ruhig auf unangemessene Kommentare.
- Frage aktiv nach, wenn Aussagen unklar oder verletzend sind („Wie genau meinst du das?").
- Nutze vorbereitete Antworten, um die Situation schnell und selbstbewusst zu klären.
- Überlege dir im Vorfeld Strategien, wie du in emotional schwierigen Situationen reagieren willst.

- Schütze dich emotional, indem du dir klarmachst, dass Kommentare oft aus Unwissenheit entstehen.
- Beende das Gespräch, wenn keine konstruktive Kommunikation möglich ist.
- Nutze Humor, um angespannte Situationen aufzulockern und zu entschärfen.
- Hole dir bei emotional belastenden Situationen Unterstützung von außen.

4. Aufklärung als Möglichkeit, mit Vorurteilen aufzuräumen

- Beteilige dich aktiv an lokalen oder Online-Gruppen, die sich für Neurodiversität einsetzen.
- Teile persönliche Erfahrungen offen, um andere zu sensibilisieren und zu informieren.
- Schreibe Blogartikel oder Beiträge in sozialen Netzwerken, um Aufklärung zu betreiben.
- Biete Schulen, Kitas oder Arbeitsplätzen Informationsveranstaltungen an.
- Nutze soziale Medien aktiv, um Missverständnisse rund um Neurodivergenz zu klären.

5. Unterstützung von Kindern, die Diskriminierung erfahren haben

- Spreche mit deinem Kind offen über das Erlebte und bestätige seine Gefühle.
- Informiere Lehrkräfte oder Betreuer:innen frühzeitig über Vorfälle und fordere Unterstützung ein.
- Stärke das Selbstbewusstsein deines Kindes durch positives Feedback und Unterstützung.
- Erkläre deinem Kind, warum Menschen manchmal verletzende Dinge sagen und dass es nichts mit ihm persönlich zu tun hat.

- Entwickle gemeinsam mit deinem Kind Strategien, um sich in schwierigen Situationen zu schützen.
- Bestärke dein Kind darin, Vorfälle sofort anzusprechen und sich an Vertrauenspersonen zu wenden. Das ist kein Petzen, das ist Hilfe holen.
- Ermutige dein Kind, eigene Stärken bewusst wahrzunehmen und zu feiern.
- Gib deinem Kind emotionalen Rückhalt durch Gespräche und gemeinsame Aktivitäten.
- Hol dir bei Bedarf Unterstützung durch übergeordnete Stellen (z.B Oberschulamt, wenn Lehrer und Rektoren untätig bleiben), Beratungsstellen oder Therapeuten.
- Arbeite gezielt an der Resilienz deines Kindes, um es nachhaltig gegen Diskriminierung zu stärken.

Partnerschaft und Tabuthemen – Herausforderungen für neurodivergente Mütter

Partnerschaften sind für neurodivergente Mütter oft besonders komplex. Ein wesentliches Problem besteht darin, dass Partner die neurologischen Besonderheiten von ADHS und Autismus häufig nicht verstehen oder akzeptieren.

Viele Frauen fühlen sich dadurch isoliert und allein gelassen, nicht nur im Alltag, sondern auch emotional.
Sie berichten, dass sie sich häufig gezwungen sehen, ihre Kinder gegen ihren eigenen Partner zu verteidigen. Das liegt daran, weil der Partner bestimmte Verhaltensweisen der neurodivergenten Kinder falsch interpretiert oder nicht akzeptiert.

Hier findest du konkrete Beispiele für typische Verhaltensweisen neurodivergenter Kinder, die häufig zu Diskussionen oder Konflikten in einer Partnerschaft führen können.

1. **Einschlafbegleitung für ältere Schulkinder:**
   Der Partner findet es übertrieben, während du weißt, dass dein Kind diese Nähe zur emotionalen Sicherheit braucht.

2. **Wutausbrüche bei scheinbar kleinen Anlässen:**
   Dein Partner interpretiert es als Trotz oder Fehlverhalten, während du es als Ausdruck von Überforderung erkennst.

3. **Lesen oder Spielen beim Essen:**
   Für dich eine Strategie zur Stressreduktion deines Kindes, für deinen Partner ein Zeichen von schlechtem Benehmen.

4. **Ablehnung bestimmter Kleidung wegen sensorischer Empfindlichkeit:**
   Dein Partner versteht es als übertriebenes Gehabe, während du nachfühlen kannst, dass die Kleidung deinem Kind echtes Unwohlsein bereitet.

5. **Bedürfnis nach strikten Routinen und Ritualen:**
   Dein Partner empfindet diese als unnötig streng oder einschränkend, während du sie als lebensnotwendige Struktur in eurem Alltag siehst.

6. **Häufige Pausen oder Rückzüge in sozialen Situationen:**
   Der Partner bewertet dies als unhöflich, du weißt um die Notwendigkeit der Regeneration.

7. **Schwierigkeiten, Blickkontakt zu halten:**
   Dein Partner empfindet das Verhalten als respektlos oder desinteressiert, während du die neurologische Ursache erkennst.

8. **Extremer Widerstand gegen neue Situationen oder spontane Veränderungen:**
   Dein Partner möchte mehr Flexibilität, während du weißt, wie belastend diese Situationen für dein Kind sein können.

9. **Intensive Spezialinteressen, die den Alltag dominieren:**
   Dein Partner empfindet das Verhalten als obsessiv und störend, du siehst das Interesse als wichtige Stabilität für dein Kind.

11. **Unfähigkeit, still zu sitzen oder scheinbar „zappeliges" Verhalten:**
   Dein Partner interpretiert es als Disziplinlosigkeit, du weißt, dein Kind hat das unvermittelte Bedürfnis nach Bewegung, um sich zu konzentrieren.

12. **Ausgeprägte Ängste und starke Sorgen bei neurodivergenten Kindern:**
   Dein Kind leidet häufig unter intensiven Ängsten, beispielsweise Angst vor Dunkelheit, Trennung, vor neuen Situationen oder sozialen Kontakten.
   Dein Partner hält diese Ängste möglicherweise für übertrieben oder ist überzeugt, du würdest das Kind „zu sehr behüten und verwöhnen". Du dagegen weißt, dass diese Ängste tief im neurologischen und emotionalen Erleben deines Kindes verwurzelt sind, und möchtest ihm die nötige Sicherheit und Unterstützung geben, um sie zu bewältigen.

Diese Situationen führen häufig zu Spannungen, weil einerseits ein Elternteil Verständnis zeigen möchte, während der andere darauf drängt, das Kind solle sich „einfach zusammenreißen und stark sein".

Um das Aufzulösen braucht ihr viel Geduld, gegenseitiges Vertrauen und professionellen Rat, um gemeinsam konstruktive Lösungsansätze zu finden.

Tipp:

Gemeinsam fachliche Beratung, ein Elternkurs oder Literatur zu Ängsten bei neurodivergenten Kindern nutzen, um ein mehr Verständnis füreinander und für die Bedürfnisse eures Kindes zu entwickeln.

Gerade Elternkurse mit anderen Eltern können hier viel bieten.

Das Fehlen von Nähe & Sex

Eine Beziehung lebt von emotionaler Nähe, gegenseitigem Verständnis und Rückhalt. Doch genau diese Aspekte fehlen oft in Partnerschaften, in denen einer oder beide Partner neurodivergent sind.

Das Fehlen von Liebe, Zärtlichkeit und emotionaler Sicherheit ist schmerzhaft und belastend. Auch die sexuelle Ebene ist ein großes Tabuthema. Neurodivergente Frauen klagen oft, dass Sex schwierig ist, weil sie ihre Gedanken nicht abschalten können und sich dadurch nicht richtig entspannen und öffnen können.

Außerdem trauen sie sich oft nicht, spezielle Wünsche anzusprechen, aus Angst vor Ablehnung.

Sinnliche Erfahrungen werden dazu oft durch sensorische Überempfindlichkeiten gestört, was die Nähe zum Partner zusätzlich erschwert.

Ist das Thema Sex ein Problem in deiner Beziehung?

Bitte glaube nicht, dass das so bleiben muss. Auch zu diesem
Thema gibt es fachliche Beratung. Und natürlich ist auch hier
offene Kommunikation wichtig. Manchmal hilft es, dem
Partner zu schreiben, was man möchte.

Es klingt so abgedroschen, aber tatsächlich kann eine
Checkliste auch hier etwas Unterstützung bieten. Hangelt euch
doch einfach mal durch die Fragen:

Checkliste: Was ich wirklich will (und was nicht)

Ein Gesprächsleitfaden für mehr Nähe, Verständnis und erfüllte Intimität

1. Wie fühle ich mich aktuell in unserer Sexualität?

☐ Ich fühle mich wohl und sicher.

☐ Ich fühle mich oft überfordert oder unter Druck gesetzt.

☐ Ich spüre Lust, aber finde keinen Zugang dazu.

☐ Ich habe körperliche Beschwerden, die mich belasten (z. B. Schmerzen, Erschöpfung).

☐ Ich schäme mich manchmal für meine Bedürfnisse oder meinen Körper.

→ *Was ich dir dazu sagen möchte:* _____

2. Was stört mich oder lenkt mich ab?

☐ Gedankenkarussell – mein Kopf ist zu voll.

☐ Ich fühle mich nicht gesehen oder begehrt.

☐ Alltag, Stress, Kinder, To-do-Listen lassen keine Lust aufkommen.

☐ Geräusche, Licht, Gerüche oder andere Reize stören mich.

☐ Ich fühle mich körperlich nicht wohl in meinem Körper.

3. Was wünsche ich mir an Kommunikation?

☐ Mehr liebevolle, ehrliche Gespräche über unsere Sexualität.

☐ Dass du fragst, was ich mag – und wirklich zuhörst.

☐ Dass du sagst, was du fühlst und willst.
☐ Dass wir über Tabus sprechen dürfen – ohne Scham oder Druck.

→ *Mir hilft es, wenn wir* _____

4. Was brauche ich, um mich öffnen zu können?

☐ Zeit und Ruhe – ohne Erwartungen.
☐ Berührungen ohne sofortiges Ziel.
☐ Liebevolle Worte, nicht nur körperliche Nähe.
☐ Mehr Verspieltheit, mehr Leichtigkeit.
☐ Vertrauen, dass ich "Nein" sagen darf – ohne Konsequenzen.

→ *Ich würde gern mal ausprobieren,* _____

5.Was wünsche ich mir wirklich – vielleicht schon lange?

- ☐ Eine bestimmte Art der Berührung oder Position.
- ☐ Mehr Leidenschaft / mehr Zärtlichkeit.
- ☐ Rollenspiele oder Fantasien.
- ☐ Zeit nur für uns – außerhalb des Alltags.
- ☐ Eine andere Dynamik – weniger „muss", mehr „möchte".

→ *Meine geheimen Wünsche sind:* _____

6. Was kannst du für mich tun, damit ich mich sicher fühle?

- ☐ Mich in den Arm nehmen, ohne dass daraus Sex werden muss.

- ☐ Mich ansehen, als wäre ich schön – auch, wenn ich mich nicht so fühle.

- ☐ Mich ernst nehmen, wenn ich Nein sage.
- ☐ Mich fragen, wie es mir geht – auch körperlich.

→ *Das würde mir helfen:* _____

Notizen

Ängste von Müttern

Ein weiteres wichtiges Thema, das ich ansprechen möchte, sind Ängste. Neurodivergente Mütter leiden häufig unter intensiven Sorgen und Ängsten, die von ihren Partnern nicht immer nachvollzogen werden können.

Dies betrifft sowohl Alltagsängste, etwa die Sorge, nicht gut genug zu sein oder zu versagen, als auch spezifische Ängste im Hinblick auf ihre Kinder, wie Zukunftsängste, Angst vor sozialer Ausgrenzung oder medizinische Sorgen. Wenn solche Ängste nicht ernst genommen werden, führt dies häufig zu Konflikten, emotionaler Distanz und Isolation innerhalb der Partnerschaft.

Höhere Scheidungsquote

Einige Studien zeigen auf, dass die Scheidungsrate bei Familien, in denen Erwachsene und/oder Kinder neurodivergent sind, tatsächlich höher liegt. Dies ist oft Folge von Missverständnissen, fehlender Kommunikation, emotionaler und körperlicher Überforderung und mangelnder Akzeptanz der neurodivergenten Besonderheiten innerhalb der Familie.

Tipps und Strategien für neurodivergente Mütter in Partnerschaften:
- ✓ Offene und ehrliche Kommunikation über Bedürfnisse und Grenzen.
- ✓ Aufklärung des Partners über neurologische Besonderheiten durch Informationsmaterialien oder professionelle Beratung.
- ✓ Gemeinsame Beratung oder Therapie für mehr Verständnis.

- ✓ Bewusste Schaffung von emotionalen Rückzugsräumen innerhalb der Partnerschaft.
- ✓ Klare Vereinbarungen, um Kinder gemeinsam wertschätzend und unterstützend zu begleiten.
- ✓ Sensibilisierung des Partners für die sensorischen und emotionalen Bedürfnisse der Mutter.
- ✓ Bewusste Planung von gemeinsamer Paarzeit ohne Druck und Erwartungen.
- ✓ Suche nach Strategien, um beim Sex besser entspannen und abschalten zu können (z.B. Atemübungen, Musik, Achtsamkeit).
- ✓ Akzeptanz, dass es in Ordnung ist, professionelle Unterstützung (z.B. Paartherapie) in Anspruch zu nehmen.

Eine glückliche und erfüllte Partnerschaft erfordert Arbeit und gegenseitiges Verständnis. Neurodivergente Mütter müssen sich bewusstmachen, dass ihre Bedürfnisse valide und wichtig sind.
Und jede Frau sollte sich erlauben, Hilfe und Unterstützung einzufordern.

Auch das Loslassen einer Partnerschaft kann in manchen Fällen eine erlösende Klärung darstellen.
Manchmal sind die Strukturen zu eingefahren oder ein Partner zeigt keinerlei Willen zur Reflexion seines Verhaltens. Dann macht es durchaus Sinn, die Beziehung konkret zu überdenken.

Schlusswort

Liebe Leserin,

du hast es bis hierhin geschafft.
Vielleicht nicht in einem Rutsch – vielleicht in zehn Anläufen
zwischen Wäschebergen, Meltdowns, Terminen und dem
Versuch, dich selbst nicht im Chaos zu verlieren. Und genau
deshalb: Chapeau!
Du bist hier. Du hast gelesen, reflektiert, genickt, vielleicht
geweint oder gelacht, gezweifelt – und dich vielleicht ein
kleines Stückchen besser verstanden.
Dieses Buch ist kein Leitfaden zur Selbstoptimierung. Es soll
ein Begleiter durch ein Leben, das bunt, komplex, manchmal
chaotisch – aber auch wunderschön ist.
Denn neurodivergente Mütter sind mutig. Sie denken anders,
fühlen tiefer, kämpfen leiser – und oft allein. Aber du bist
nicht allein.
Du darfst Hilfe annehmen. Du darfst Grenzen setzen. Du
darfst wütend, laut, müde und trotzdem großartig sein. Und
du darfst deinen Kindern ein Zuhause schenken, in dem
Vielfalt gefeiert wird – und keine Norm regiert. Denn jede
Familie ist anders, und das ist okay.
Wenn du dir eins aus diesem Buch mitnimmst, dann bitte das:
Du bist genug. Nicht, wenn du besser organisiert bist, nicht,
wenn du leiser fühlst, nicht, wenn du „funktionierst".
Du bist jetzt genug. Genauso, wie du bist.
Bleib wild, bleib stark, bleib wunderbar und einfach DU.

Deine *Victoria*

Danke

Dieses Buch ist nicht im luftleeren Raum entstanden. Ja, tatsächlich. Es ist aus Gesprächen, Begegnungen, Rückschlägen, Chaosmomenten und ganz viel Unterstützung gewachsen.

Ich danke meiner Familie – inklusive dem angeheirateten Teil - für die Geduld, das Vertrauen in mich und dafür, dass ihr mein Anderssein nicht nur aushaltet, sondern wertfrei anerkennt.

Meinen Kindern danke ich für ihre Echtheit, ihren Humor und dafür, dass sie mich täglich daran erinnern, worauf es wirklich ankommt. Ihr seid mein größtes Abenteuer.

Danke an meine Freundinnen & Freunde – den echten, die über die Zeit geblieben sind. Für eure offenen Ohren, klaren Worte und liebevollen Erinnerungen daran, dass ich gut bin, so wie ich bin.

Sandy, danke für dein Brainstorming und den Austausch über Ländergrenzen. Rebekka, danke für deine Geduld. Danke an die wunderbaren Mütter in meinem Freundes- und Bekanntenkreis für so viel Inspiration <3

Ein besonderer Dank geht an alle, die sich trauen, über Neurodivergenz, Mutterschaft, Überforderung und Scham zu sprechen – öffentlich oder leise im Innern. Ihr macht die Welt ein Stückchen heller.

Und danke an **dich**, liebe Leserin, lieber Leser – dass du dir die Zeit nimmst, dieses Buch zu lesen. Vielleicht findest du darin ein Stück von dir selbst. Dann hat sich das Schreiben gelohnt.

Checkliste für den Alltag als neurodivergente Mutter

(Nicht zur Optimierung – sondern zur Erleichterung)

☐ Habe ich meinen Tag grob geplant (inkl. Pausen)?

☐ Nutze ich Tools, die MIR helfen (z. B. Kalender, Timer, visuelle Pläne)?

☐ Habe ich heute nur so viel vorgenommen, wie realistisch machbar ist?

☐ Habe ich heute schon etwas nur für mich getan – auch wenn es nur 5 Minuten waren?

☐ Habe ich ausreichend gegessen und getrunken?

☐ Habe ich meine Reizgrenzen wahrgenommen und respektiert?

☐ War heute Raum für Entspannung – auch kleine Inseln?

☐ Hatte ich heute bewusste Verbindungsmomente mit meinem Kind?

☐ Habe ich mir erlaubt, nicht perfekt zu sein?

☐ Gab es heute Kommunikation auf Augenhöhe (mit Kind oder Partner)?

☐ Habe ich ein Nein gesagt, wenn es nötig war?

☐ Habe ich mich heute selbst daran erinnert, dass ich nicht „falsch" bin?

☐ Habe ich meine Reaktionen, Gedanken oder Bedürfnisse achtsam beobachtet – ohne Bewertung?

☐ Habe ich Raum für meine Neurodivergenz gelassen, statt sie zu unterdrücken?

Rechtliche Hinweise zum Buch

Dieses Buch ersetzt keine medizinische, psychologische oder therapeutische Beratung. Es dient der allgemeinen Information, Reflexion und Unterstützung im Alltag. Die Inhalte wurden sorgfältig recherchiert und nach bestem Wissen erstellt, stellen jedoch keine Diagnose, Behandlungsempfehlung oder Therapie dar. Für individuelle gesundheitliche Fragen wende dich bitte an eine qualifizierte Fachperson (z. B. Ärztin, Therapeutin oder Psycholog*in).

Die Autorin und der Verlag übernehmen keine Haftung für Schäden, die direkt oder indirekt aus der Anwendung der im Buch enthaltenen Informationen entstehen.

Weitere Hinweis:
Dieses Buch enthält möglicherweise Verweise auf externe Webseiten, Quellen oder Produkte in Form von Links oder Erwähnungen. Die Autorin übernimmt keine Verantwortung oder Haftung für den Inhalt externer Seiten oder für Veränderungen, die dort nach der Veröffentlichung erfolgen. Ebenso stellen die genannten Inhalte keine Empfehlung, Garantie oder Zusicherung der Autorin dar. Die Nutzung externer Inhalte und Informationen erfolgt stets auf eigenes Risiko der Leser:innen. Alle im Buch enthaltenen Informationen wurden nach bestem Wissen und Gewissen zusammengestellt, dennoch übernimmt die Autorin keine Gewähr für Aktualität, Vollständigkeit und Richtigkeit.

„Ich funktioniere nicht falsch.

Ich funktioniere anders - in einer
Welt, die nach Einfachheit verlangt,

wo ich Vielfalt lebe."

Quellenangaben

Harvard Medical School: Women and ADHD

Journal of Autism and Developmental Disorders: Female Autism Phenotype

Journal of Autism and Developmental Disorders (2021)

Frontiers in Psychiatry (2022)

Journal of Attention Disorders (2023)

Journal of Family Psychology (2022)

Journal of Women's Health (2021)

University of California Study (2021)

Harvard Business Review (2022)

Forbes Magazine (2022)

American Diabetes Association: Insulin Resistance (2022)

Journal of Nutritional Science: Nutrition and Neurodiversity (2021)

American Journal of Psychiatry (2022)

National Fibromyalgia Association (2021)

Harvard Health Publishing (2022)

Psychology Today (2021)

Psychology Today: Neurodivergence and Birth Trauma (2022)

Autism Parenting Magazine: Postpartum Depression and Autism (2022)

ADDitude Magazine: ADHD and Relationships (2023)

Spectrum News: Autism and Intimacy (2021)

National Institute of Mental Health: Mental Health Crisis Resources (2022)

ADHD Foundation: Managing ADHD Meltdowns (2022)

Journal of Neurodiversity: Identity Development in Adult Neurodivergent Individuals (2021)

Psychology Today: Self-Acceptance and Neurodiversity (2021)

NeuroClastic: Ableism and Neurodivergent Advocacy (2022)

Forbes: Overcoming Neurodiversity Stigma (2022)

Weitere interessante Websites zum Weiterlesen

- Autismus Deutschland: Beratung und Unterstützung rund um Schwangerschaft und Geburt
- Kinderaerzte-im-Netz.de: Postpartale Depression – Symptome und Behandlung
- ADHS Deutschland e.V.: ADHS und Partnerschaft
- Autismus Deutschland: Partnerschaft bei Autismus
- Spektrum.de: Autismus und Intimität – Warum Nähe schwierig ist
- Deutsches Ärzteblatt: Akute psychische Krisen – Notfallversorgung verbessern
- Spektrum.de: Ableismus und Diskriminierung bei Neurodivergenz
- Deutschlandfunk Kultur: Ableismus im Alltag
- Autismus Deutschland: Vorurteile und gesellschaftliche Barrieren bei Autismus

Empfehlenswerte Bücher zum Weiterlesen für dich

A radical guide for woman with ADHD"
 Sari Solden & Michelle Frank

Is It You, Me, or Adult A.D.D.? Stopping the Roller Coaster
When Someone You Love Has Attention Deficit Disorder
Gina Pera

Stressbewältigungstraining für Erwachsene mit ADHS:
Potenziale Erkennen - Ressourcen fördern -Belastungen
reduzieren
Anja Greiner , Sylvia Langer , Astrid Schütz

„ADHS in der Familie: Strategien für den Alltag
Ruth Huggenberger

AD(H)S: Die versteckte Kraft in uns - Die Reise vom Chaos zur
Selbstakzeptanz im Kontext der Neurodiversität
von Katharina Schön

Ein Kopf voll Gold: Was neurodivergente Kinder brauchen und
wie wir sie stärken können
von Saskia Niechzial

Nicht falsch, nur neurodivergent: Aus dem Leben einer
erwachsenen Autistin mit ADHS
von Charlotte Suhr

The Neurodivergence Skills Workbook for Autism and ADHD:
Cultivate Self-Compassion, Live Authentically, and Be Your
Own Advocate

Englische Ausgabe von Jennifer Kemp und Monique Mitchelson

Selbstlos: Die Zweifel der modernen Mütter, die alles geben und sich selbst dabei verlieren: „Ich liebe meine Kinder und diesen Job als ihre Mama – ... Und meine Arbeitslast? Unsichtbar."
von Sina Schröder

Die Welt autistischer Frauen und Mädchen: Warum sie anders genau richtig sind
von Manon Mannherz, Ismene Ditrich, Christa Koentges

Bindung ohne Burnout: Kinder zugewandt begleiten ohne auszubrennen
von Nora Imlau

Glossar neurodivergenter Begriffe

ADHS (Aufmerksamkeitsdefizit-/Hyperaktivitätsstörung): *Eine neurologische Entwicklungsstörung, die sich durch Impulsivität, Unaufmerksamkeit und/oder Hyperaktivität äußert und u.a. durch ein Ungleichgewicht der Neuronen im Gehirn ausgelöst wird.*

Autismus (Autismus-Spektrum-Störung, ASS): *Eine neurologische Besonderheit, die sich durch Unterschiede in der sozialen Kommunikation und im Verhalten, sowie durch sensorische Besonderheiten und Routinen zeigt.*

AuDHD: *Begriff für die gleichzeitige Diagnose von Autismus und ADHS. Oft mit komplexerem Erleben und spezifischen Herausforderungen verbunden.*

Masking: *Das bewusste oder unbewusste Verbergen oder Anpassen neurodivergenter Verhaltensweisen, um gesellschaftlichen Erwartungen zu entsprechen.*

Meltdown: *Ein Zustand der Überforderung, in dem es zu einem emotionalen oder sensorischen Zusammenbruch kommen kann. Keine Trotzreaktion, sondern Ausdruck von Überreizung und Überforderung.*

Shutdown: *Rückzug oder „Abschalten" als Folge von Überlastung. Oft leise und für Außenstehende schwer erkennbar.*

Reizfilterschwäche: *Die Schwierigkeit, Reize wie Geräusche, Licht oder Berührungen zu filtern oder auszublenden. Kann schnell zur Überreizung führen.*

Neurodiversität: *Die natürliche Vielfalt neurologischer Unterschiede, z. B. ADHS, Autismus, Dyskalkulie, Tourette u.a. Neurodiversität ist keine Störung im eigentlichen Sinne, sondern Teil menschlicher Vielfalt.*

Neurodivergent: Begriff für Menschen, deren neurologische Entwicklung von der als „neurotypisch" geltenden Norm abweicht.

Neurotypisch: Menschen, deren neurologische Entwicklung mit der gesellschaftlichen Erwartung an „normales" Verhalten übereinstimmt.

Sensorische Überempfindlichkeit: Überreaktion auf Reize wie Geräusche, Gerüche, Berührungen oder Licht. Häufig bei Autismus und ADHS.

Executive Dysfunktion: Beeinträchtigung der „inneren Steuerung" – also der Fähigkeit, Aufgaben zu planen, zu organisieren, Prioritäten zu setzen oder Impulse zu kontrollieren.

Hyperfokus: Starker, oft stundenlanger Fokus auf ein Thema oder eine Tätigkeit, der alles andere ausblendet. Typisch für ADHS.

RSD (Rejection Sensitive Dysphoria): Extreme emotionale Empfindlichkeit gegenüber Zurückweisung oder Kritik, häufig bei ADHS.

Ableismus: Diskriminierung oder Abwertung von Menschen mit Behinderungen oder neurologischen Besonderheiten. Kann auch internalisiert sein.

Spezialinteresse: Ein sehr starkes, oft tiefes Interesse an einem bestimmten Thema, das viel Raum im Denken und Alltag einnimmt. Besonders typisch bei Autismus.

Selbststimulation (Stimming): Wiederholende Bewegungen oder Geräusche (z. B. Wippen, Fingerspiele) zur Selbstregulation bei Stress oder Überreizung.

Spektrum (im Kontext Autismus-Spektrum): Der Begriff weist darauf hin, dass sich Autismus in sehr unterschiedlichen Ausprägungen zeigt – von still und zurückgezogen bis hin zu sehr aktiv und sprachgewandt. Jeder Mensch im Spektrum ist einzigartig. Mittlerweile gehen Fachleute dazu über, neurodivergente Menschen insgesamt dem Spektrum zuzuordnen.

PDA (Pathological Demand Avoidance): *Ein Subtyp im Autismus-Spektrum, der durch extreme Vermeidung von Anforderungen, auch bei alltäglichen Dingen, gekennzeichnet ist. Menschen mit PDA erleben selbst kleine Aufforderungen als Kontrollverlust und reagieren oft mit starkem Widerstand.*

Overload (Reizüberflutung): *Ein Zustand massiver Überforderung durch äußere Reize, Emotionen oder Anforderungen. Kann zu Meltdowns, Shutdowns oder totalem Rückzug führen. Betroffene beschreiben das Gefühl oft als "zu viel auf einmal" – körperlich, emotional und kognitiv.*

Zur Autorin

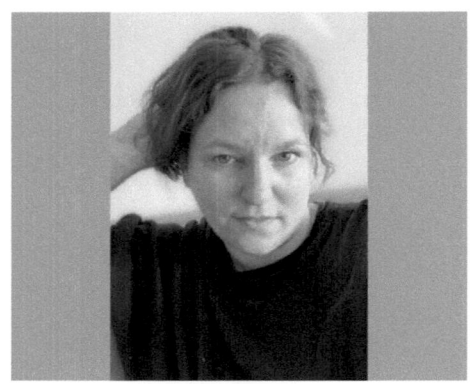

Victoria v. Lützau

Geboren in Berlin, aufgewachsen im Schwabenland, heute zuhause in Bayern: Die gelernte Fremdsprachenkorrespondentin arbeitete viele Jahre in Redaktion, Vertrieb und Projektmanagement, bevor sie sich während der Elternzeit als Autorin, Bloggerin und Journalistin selbstständig machte. Als Autistin mit ADHS schreibt sie mit Fachkenntnis, Erfahrung und Leidenschaft über Gesundheitsthemen, Neurodivergenz und das Leben als Mutter im täglichen Spagat zwischen Chaos und Familienalltag. Wenn die zweifache Mutter nicht gerade die nächsten Zeilen eines Buches schreibt, switcht sie zwischen Elterntaxi, Ponyhof und Gassi gehen.

Du möchtest mehr von mir lesen? *Besuche mich auf www.kuchenerbse.de – dem etwas anderen Elternblog oder auf www.vonluetzau.com – meiner Autorinnenseite.*